Carl-Auer

Zu diesem Buch finden Sie auf der Internetseite
www.carl-auer.de/einfuhrung-in-den-provokativen-ansatz
ergänzendes Material

E. Noni Höfner • Charlotte Cordes

Einführung in den Provokativen Ansatz

Zweite Auflage, 2023

Reihengestaltung: Uwe Göbel
Umschlag: Heiner Eiermann
Illustrationen: E. Noni Höfner
Satz: Verlagsservice Hegele, Heiligkreuzsteinach
Printed in Germany
Druck und Bindung: CPI books GmbH, Leck

MIX
Papier | Fördert gute Waldnutzung
FSC® C083411
www.fsc.org

CPI klimaneutral
Mehr Bäume. Weniger CO_2

Zweite Auflage, 2023
ISBN 978-3-8497-0246-5 (Printausgabe)
ISBN 978-3-8497-8148-4 (ePUB)

Bibliografische Information der Deutschen Nationalbibliothek:
Die Deutsche Nationalbibliothek verzeichnet diese Publikation in der Deutschen Nationalbibliografie; detaillierte bibliografische Daten sind im Internet über http://dnb.d-nb.de abrufbar.

Informationen zu unserem gesamten Programm, unseren Autoren und zum Verlag finden Sie unter: **https://www.carl-auer.de/**.
Dort können Sie auch unseren Newsletter abonnieren.

Carl-Auer Verlag GmbH
Vangerowstraße 14 • 69115 Heidelberg
Tel. +49 6221 6438-0 • Fax +49 6221 6438-22
info@carl-auer.de

Inhalt

Vorwort

Dieses Buch bietet einen kurzen Abriss des Provokativen Ansatzes. Er ist aus der Provokativen Therapie entstanden, die Frank Farrelly in den 1960er Jahren entwickelt hat. Wir skizzieren, was hinter dem Provokativen Ansatz steckt, und illustrieren ihn an vier Fallbeispielen aus unserer Praxis und der von Frank Farrelly, damit Sie sich diese komplexe Vorgehensweise etwas besser vorstellen können. Wenn Sie sich ausführlicher damit beschäftigen möchten, können Sie Ihr Wissen mithilfe unserer anderen Publikationen vertiefen (Höfner 2016b; Cordes 2017). Da wir das Rad nicht neu erfinden können, lassen sich Überschneidungen zu diesen Büchern nicht vermeiden.

Wir haben in den letzten Jahrzehnten aus der Provokativen Therapie die Provokative SystemArbeit (ProSA)®, das Provokative Coaching (ProCo)® und den Provokativen Stil (ProSt)® entwickelt. Im Folgenden haben wir die provokativen Vorgehensweisen der Einfachheit halber unter dem Begriff »Provokativer Ansatz« zusammengefasst, der sich in fast alle Beratungs- und Therapieformen integrieren lässt.

Seit Jahrzehnten[1] geben wir unser Wissen auf Kongressen und Vorträgen sowie in den Aus- und Weiterbildungen im Deutschen Institut für Provokative Therapie (DIP)[2] weiter.

Wir sind Frank Farrelly sehr dankbar für die geistigen Türen, die er uns mit seiner Provokativen Therapie geöffnet hat. Er war für uns ein unschätzbarer Lehrer und guter Freund, der während seiner Reisen durch Europa immer wieder bei uns im Haus wohnte, das er »my home away from home« nannte, und wo er unter anderem unser deftiges selbstgebackenes

1 Noni Höfner schon seit den 1980er Jahren, Charlotte Cordes seit Anfang 2000.

2 www.provokativ.com.

Schrotbrot liebte, das sich vom weichen amerikanischen Weißbrot ähnlich unterscheidet wie der Provokative Ansatz von manch anderer Vorgehensweise.

E. Noni Höfner & Charlotte Cordes
München, im März 2018

1 Frank Farrelly

1.1 *Die Erfindung der Provokativen Therapie*

Der US-Amerikaner Frank Farrelly (1931–2013) hat die Provokative Therapie Anfang der Sechzigerjahre des vorigen Jahrhunderts in einer psychiatrischen Klinik entwickelt. Er selbst sagt, er habe sie in einer einzigen Sitzung mit einem Patienten aus der geschlossenen Abteilung seiner Klinik mehr oder weniger zufällig entdeckt. Farrelly war damals Mitarbeiter von Carl Rogers[3] und plagte sich redlich, aber erfolglos, diesem Patienten gesprächstherapeutisch Mut zu machen. Bei diesem tat sich gar nichts, er beharrte darauf, nutzlos und unfähig zu sein. In der 91. Stunde verlor Farrelly die Geduld und gab dem Patienten Recht. Zu Farrellys Verblüffung wurde der bis dahin in sich gekehrte und zusammengesunkene Patient lebhaft und begann heftig zu widersprechen und aufzuzählen, was er alles könne.

Die Reaktion dieses Klienten stellte Farrellys bisherige Grundannahmen auf den Kopf, die besagten, dass man Patienten schonen und verbal bestärken und unterstützen müsse, um ihre Ressourcen zu wecken. Er erkannte, dass ungeahnte Kräfte im Patienten schlummern, die zum Vorschein kommen, wenn man Dinge tut, die in der Psychotherapie nach damaliger allgemeiner Übereinkunft nicht erlaubt waren.

Farrelly sah sofort, welche Möglichkeiten in dieser neuen Vorgehensweise steckten, und war leidenschaftlich bestrebt, sie in der klinischen Praxis unter Beweis zu stellen. Er bemühte sich darum, die Effizienz seiner neuen Therapieform, die damals noch keinen Namen hatte, möglichst an den hoffnungs-

3 Begründer der Gesprächstherapie (Client Centered Therapy).

losen Problemfällen zu erproben, und erlebte, wie diese abhängigen und hilflosen Patienten oft schon nach kurzer Zeit eine 180-Grad-Wendung vollzogen und ihr Leben wieder selbst in die Hand nahmen. Dennoch war es ein dorniger Weg, die Widerstände seiner Fachkollegen beiseitezuräumen, denn obwohl es ihm in den folgenden Jahren immer wieder gelang, Patienten aus den geschlossenen Abteilungen der psychiatrischen Klinik hinaus zu »provozieren«, war die Fachwelt keineswegs einhellig begeistert von seiner Vorgehensweise. Er musste sich anhören, dass seine Ergebnisse zwar bemerkenswert, die Methode aber unmöglich sei.

1.2 Farrellys Werdegang

Frank Farrelly war das neunte von zwölf Kindern einer irischkatholischen Familie. Irisch-katholisch bedeutet so viel wie katholisch im Quadrat, und deshalb war es selbstverständlich, dass er und alle seine Geschwister in eine Klosterschule gingen und von Nonnen unterrichtet wurden.[4] Mehrere seiner Geschwister wurden Priester und Nonnen, und Frank wollte das zunächst auch werden, studierte Theologie und trat als Novize in ein Benediktinerkloster ein. Kurz vor den endgültigen Weihen wurde er wegen mangelnden Gehorsams an die Luft gesetzt, wofür wir diesem Kloster heute noch sehr dankbar sind.

Farrelly war von einem Tag auf den anderen seiner sicheren Zukunftsperspektive beraubt und ziemlich verzweifelt. Schließlich entschloss er sich, Sozialarbeit zu studieren[5], um sich auf diese Weise um das Seelenheil anderer Menschen zu kümmern. Nach seinem Studium arbeitete er fast 20 Jahre lang am Mendota Mental Health Krankenhaus, hatte nebenher und

4 Farrelly hat seine Kindheitserlebnisse in seinem Buch *Me and God* sehr anschaulich und humorvoll beschrieben (Farrelly 2014).

5 Social Work ist in den USA ein Studium in angewandter Psychologie und mit dem deutschen »Sozialarbeiter« nicht vergleichbar.

auch nach seinem Verlassen der Klinik eine Privatpraxis und lehrte als Professor an der Universität in Madison/Wisconsin. In den Siebzigerjahren – so erzählte Farrelly uns – war er einer der »Modelle« für Grinder und Bandlers NLP[6].

In den frühen Achtzigerjahren begann Farrelly, Workshops außerhalb der USA zu halten und kam auch erstmals nach Deutschland. Bis er sich aus Krankheitsgründen 2011 zurückzog, zeigte er weltweit Therapeuten, Beratern, Coachs, Mediatoren, Trainern und anderen professionellen Kommunikatoren[7] der unterschiedlichsten Richtungen seine provokative Vorgehensweise. Und er war überzeugt: »Wenn es an die Emotionen geht, reagieren Menschen auf der ganzen Welt in gleicher Weise.«

1985, in einem seiner ersten Workshops in Deutschland, lernte eine von uns, Noni Höfner, Farrelly kennen und beobachtete fasziniert, wie er alle ihr bis dahin bekannten Regeln der Psychotherapie, die sie für unumstößlich gehalten hatte, fröhlich ignorierte und verletzte. Sie fühlte, dass sie auf etwas gestoßen war, wonach sie schon seit Beginn ihres Psychologiestudiums im Jahr 1965 gesucht hatte. Ihr akademischer Verstand konnte jedoch nicht mal ansatzweise einordnen, was Frank Farrelly da machte. Sie fühlte sich wie von einem Lastwagen überfahren, und das ist einer der Gründe, warum wir die provokative Vorgehensweise mit dem Kürzel LKW umschreiben.[8]

Am Ende des ersten Tages sagte Noni Höfner ziemlich fassungslos zu Farrelly: »Sie beleidigen die Klienten die gan-

---

6 Neurolinguistisches Programmieren: Bandler u. Grinder (2013): Neue Wege der Kurzzeit-Therapie (»Frogs into Princes«).

7 Sinngemäß gilt alles Gesagte selbstverständlich auch für alle weiblichen Kommunikatorinnen, Therapeutinnen, Coachs und sonstige Anwenderinnen. Die Doppelnennung männlicher und weiblicher Formen ist umständlich und macht jeden Text holprig. Wir werden deshalb im Folgenden meistens nur die männliche Form verwenden. Wir wollen damit keineswegs das weibliche Geschlecht diskriminieren, dem wir sehr gerne angehören.

8 Siehe ausführlich im Kapitel »Der Provokative Ansatz in Kurzform«.

ze Zeit, sagen ihnen die unmöglichsten Sachen, und danach melden diese unisono zurück, dass sie sich noch nie vorher so verstanden und so wohl gefühlt hätten. Ich verstehe das nicht! There must be something more!« – »Yes, there is something more!«, sagte er nur, und forderte sie auf, am nächsten Tag eine Live-Arbeit mit ihm zu machen. In dieser Live-Arbeit begann sie, auf der emotionalen Ebene zu spüren, was ihr der Verstand vorher verwehrt hatte – nämlich, an welchen Stellen die provokativen Interventionen ansetzen und was sie mit einem anstellen.

2 Grundlagen und Voraussetzungen des Provokativen Ansatzes

2.1 *Was ist Provokation in unserem Sinne?*

Der Begriff Provokativer Ansatz hat für viele Menschen auf den ersten Blick einen negativen Beigeschmack. Fragen Sie einmal wahllos zehn Menschen, was sie unter »provokativ sein« verstehen. Mindestens acht von zehn werden negative Begriffe verwenden wie »jemand ans Schienbein treten«, »ihn ärgern«, »ihn in Rage bringen«, »ihm einmal richtig die Meinung sagen«, »ihn fertigmachen«, »ihm mal ordentlich was vor den Latz knallen« und dergleichen. All das klingt ätzend und ist nicht das, was wir unter provokativer Arbeit verstehen. Die verbleibenden zwei von zehn Menschen haben entweder schon einmal etwas von Frank Farrelly oder uns gehört und vielleicht ein Buch gelesen oder ein Seminar besucht. Sie verwenden dann meist die aus dem Lateinischen abgeleitete Bedeutung von provokativ: »provocare« bedeutet sinngemäß »etwas hervorlocken«, »etwas verdeutlichen«, »etwas sichtbar machen«.

Es gibt leider immer wieder selbst ernannte Provokateure, die lauthals verkünden, sie arbeiten mit Provokativer Therapie, auch wenn sie nur nebenbei flüchtig etwas darüber gehört haben. Meistens greifen sie dann nur den konfrontativen Aspekt heraus und hauen ihre Klienten aggressiv in die Pfanne. Wenn sie merken, dass das nicht funktioniert und die Klienten sauer werden und nicht mehr wiederkommen, verbreiten sie, dass diese Art zu arbeiten nichts tauge.

Auch wir treten den Klienten in den Hintern, aber nicht aggressiv oder abwertend, sondern äußerst liebevoll und humorvoll. Wir bringen sie mit unseren provokativen Interventionen in Bewegung. Ganz im Sinne von »provocare«.

Bildlich gesprochen stehen die meisten Klienten mit dem Gesicht zur Wand, starren in eine Ecke und versichern ebenso trotzig wie verzweifelt, dass es hier nicht weitergeht. Durch gezielte Provokationen werden sie von uns herausgefordert, ihre emotionalen Energien produktiver zu nutzen und ihr Leben wieder selbstbestimmt in die Hand zu nehmen. Der provokative Berater packt im übertragenen Sinne den Klienten an den Schultern und dreht ihn einfach um, sodass er in die andere Richtung schauen kann. Die Klienten merken dann, dass der Raum nicht nur aus dieser einen Ecke besteht, sondern mehrere Türen hat, durch die sie gehen könnten. Die Berater fungieren dabei als Katalysatoren für die schlummernden Ressourcen der Klienten, nicht als deren Erzeuger. Sie leiten die selbstschädigenden Energien um, die die Symptomatik aufrechterhalten, und aktivieren damit die Selbstheilungskräfte der Klienten.

2.2 Der Provokative Ansatz in Kurzform

Die griffigste Kurzformel für die provokative Vorgehensweise ist **LKW** (s. auch Höfner 2016b und Cordes 2017) – passend zu der Erfahrung von Noni Höfner in ihrer ersten Begegnung mit Frank Farrelly, bei der sie sich wie vom Lastwagen überfahren fühlte.

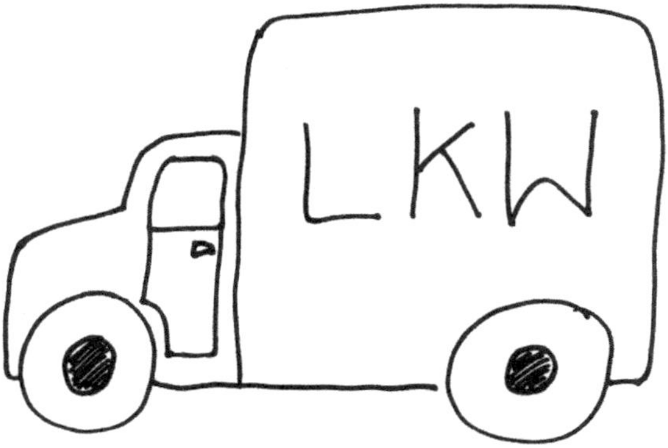

LKW steht für das Liebevolle Karikieren des Weltbildes des Klienten.

Um den emotionalen Widerstand des Klienten gegen seine Selbstschädigung zu provozieren, macht ein provokativer Berater folgendes:

Das W
Der Berater steigt in das Weltbild des Klienten ein.

Das K
Der Berater karikiert humorvoll die Symptomatik, d. h. die Stolpersteine, die der Klient sich selbst in den Weg legt, bis dieser darüber lachen kann.

Das L
Der Berater vermittelt die ganze Zeit nonverbal ein uneingeschränktes Vertrauen in die Ressourcen des Klienten und seine Fähigkeiten, sich zu verändern. Das L ist die absolute, zwingende Basis. Ohne L geht nichts! Wir werden das so lange wiederholen, bis es keiner mehr vergessen kann!

In den folgenden Erläuterungen bekommt dieses »provokative Skelett« etwas Fleisch auf die Rippen.

2.3 Das L – die Grundhaltung des Beraters

Das wichtigste am LKW ist das L, das *Liebevolle*. Es ist die unabdingbare Grundlage für alles Weitere, was wir hier ausführen.

Hinter der Anwendung provokativer Interventionen steht die Annahme, dass der Klient nicht schwach und hilflos, sondern mündig und stark ist und die nötigen Ressourcen hat, um sein Fühlen, Denken und Verhalten zu ändern. Und zwar prinzipiell auch alleine, ohne dass er von einem Experten in einer Sänfte durch seine Problemfelder getragen wird. Er braucht nur einen Anstoß.

Das L heißt nicht, dass der Berater den Klienten liebt und mit ihm den Rest seines Lebens verbringen möchte, sondern es bedeutet nur das bedingungslose Zutrauen in dessen Ressourcen. Wobei es dieses »nur« in sich hat, denn der Berater muss seine innere Einstellung zum Klienten immer wieder auf den Prüfstand stellen.

Als provokativer Berater konzentrieren wir unsere Aufmerksamkeit auf das, was der Klient kann oder potenziell könnte, und glauben fest an seine Möglichkeiten. Wenn man sich nach einigen Jahren Beratung viele Klagen angehört hat, kann es stattdessen zur Berufskrankheit werden, dass man automatisch sein Augenmerk auf die defekten Stellen des Klienten richtet und sie geistig so einordnet, wie es der Mediziner tut, der von »der Leber auf Zimmer 216« spricht.

Viele Klienten fühlen sich als hilfloses Opfer, das die Umstände, die schuld an seinen Problemen sind, nicht beeinflussen kann. Die Schuldigen sind wahlweise die Mitmenschen, die Herkunft, die Erziehung, die Mutter, der Vater, die Kinder usw. Deshalb fühlen sie sich auch nicht selbst für die Problemlösung

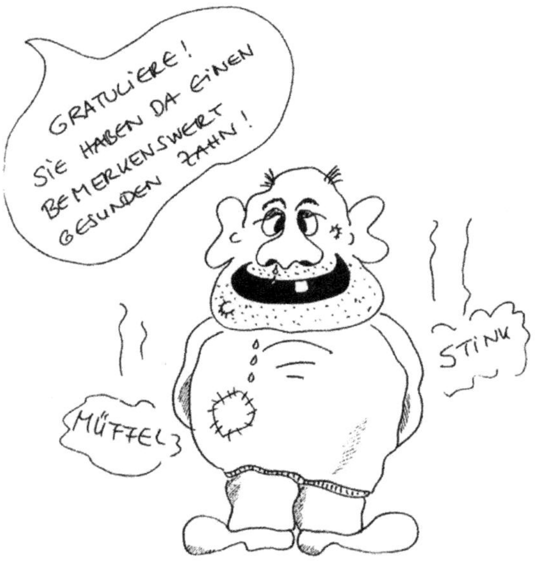

verantwortlich, sondern erwarten ein Patentrezept von außen. Sie machen dem Therapeuten nachdrücklich klar, er möge die Stolpersteine bitte zur Seite schieben, die das Schicksal ihnen in den Weg gelegt hat, denn dafür werde er ja bezahlt. Er soll eine Lösung finden und die Verantwortung dafür übernehmen, dass sie funktioniert und es ihnen dann besser geht. Dabei möge er alle Nachteile des selbstschädigenden Verhaltens beseitigen, aber die Vorteile bitte erhalten. Sie handeln damit nach dem altbekannten Motto »Wasch mich, aber mach mich nicht nass!«.

Durch gezielte Provokationen wird der Klient herausgefordert, seine emotionalen Energien produktiver zu nutzen und sein Leben wieder selbstbestimmt in die Hand zu nehmen.

Wenn also ein Klient in die Praxis schlurft, der völlig verdreckt ist, nach Alkohol riecht und bei der Begrüßung seinen Mund grinsend aufsperrt, sodass man sieht, dass er nur einen einzigen Zahn im Mund hat, wäre die Normalreaktion vermutlich folgender Gedanke: »Oh Gott! Was ist das denn? Warum kommt der ausgerechnet zu mir!« Als provokativer Berater konzentrieren Sie sich stattdessen auf das Positive und denken: »Sie haben da einen bemerkenswert gesunden Zahn im Mund!«

2.4 Das K – der Humor

Ein Herzstück der provokativen Arbeit ist der Humor. Wir grenzen den provokativen Humor ausdrücklich ab von Ironie, Sarkasmus und Zynismus, die mancher oberflächliche Betrachter als provokative Vorgehensweise missversteht. Diese negativen Schwestern des Humors sind frei von Wertschätzung und Wohlwollen und erheben den Anwender arrogant über sein Gegenüber.

Für die meisten Kinder ist es schlimmer, in der Schule ausgelacht als verprügelt zu werden. Das gilt nicht nur für Kinder. Denn *über* jemanden zu lachen galt schon immer als sehr verletzend. Im Mittelalter war es streng verboten, über den König oder den Papst zu lachen. Nur der Hofnarr durfte unangenehme Wahrheiten aussprechen und über den König Scherze machen – aber auch das nur in einem engen, eher freundlichen Rahmen, ansonsten verlor er, wenn er Pech hatte, nicht nur seinen Job, sondern auch seinen Kopf. Weil wir bei der provokativen Arbeit Dinge aussprechen, die üblicherweise unter Verschluss gehalten werden, ist unser DIP[9]-Logo der auf dem Kopf stehende Hofnarr. Wir sind dankbar, dass wir nicht mehr um unser Leben fürchten müssen, wenn wir unangenehme Wahrheiten überspitzt aussprechen.

Im Provokativen Ansatz geht es um das Lachen über sich selbst, vor allem über die eigenen Stolpersteine. Das Lachen über sich selbst, besonders in den Bereichen, in denen man feststeckt, ist ein geeignetes Mittel zur inneren Befreiung und kein Zurückfallen auf eine frühere Entwicklungsstufe.[10] Es verschafft dem Klienten eine neue, entspannte Sicht auf die Widrigkeiten des Lebens und damit einen Ausweg aus dem engen, selbst gemachten Korsett, in das er sich mit den eigenen fixen Ideen gezwängt hat. Humor liefert unerwartete Wendungen. Er hilft, das eigene Denken, Fühlen und Verhalten von außen zu betrachten und damit zu entmachten. Anstatt in Panik oder Depressionen zu verfallen, amüsiert sich der Klient über die Sackgassen, in die er sich manövriert hat.[11] Dieser relativierende Humor ist pure Emotion.

Es ist sehr leicht, über andere zu lachen. Über sich selbst zu lachen ist deutlich schwieriger – vor allem, wenn es um die betonierten eigenen Gefühle, Glaubenssätze und Verhaltensweisen geht. Es ist ein Zeichen von psychischer Gesundung,

---

9 Deutsches Institut für Provokative Therapie, Coaching und Training.

10 In der psychoanalytischen Literatur fanden wir die Anmerkung, dass Lachen in der Therapiestunde eine neurotische Regression und daher sofort zu unterbinden sei.

11 Ein Psychoanalytiker erzählte uns, dass es ihn verblüfft hätte, wie seine Klienten regelmäßig in ein »homerisches Gelächter« ausbrachen, wie er es nannte, wenn sie einen geistigen Durchbruch erlebt hatten.

wenn ein Klient lernt, sich über die eigenen Absurditäten zu amüsieren und sie damit zu relativieren. Das verschafft ihm einen Freiraum, den z. B. Demenzkranke oder manche Insassen von Nervenheilanstalten nicht (mehr) haben. Diese verhalten sich zwar häufig in den Augen der Außenstehenden sehr lustig, wenn sie z. B. eine Socke als Hut aufsetzen oder eine Zahnbürste hinter sich herziehen und sie für ihren Hund ausgeben. Sie haben dabei aber selbst keinerlei Einsicht in die Absurdität ihres Verhaltens.

Der provokative Humor ist frei von Bosheit und hat nichts mit Auslachen zu tun. Der provokative Berater lacht nicht *über* den Klienten, sondern macht sich *zusammen mit ihm* lustig, und zwar nur über die Bereiche, in denen der Klient feststeckt. Der Klient sollte auch immer etwas mehr lachen als der Berater. Wenn sich der Berater über seine eigenen provokativen Einfälle kaputt lacht und der Klient immer ernster und stiller wird, ist etwas schiefgelaufen.

Während der provokative Berater die Stolpersteine des Klienten karikiert, sollte er stets den Schalk im Auge haben. Es ist wie ein freundliches Geplänkel zwischen guten Freunden, die sich übereinander lustig machen und sich dabei sehr mögen. Wenn der Berater die humorvollen Übertreibungen mit sehr ernsthafter Miene vorträgt und spricht wie der Papst ex cathedra, wird es für den Klienten deutlich schwieriger, das Wohlwollen und den Humor zu erkennen, und der Berater erntet möglicherweise Empörung statt entspanntes Gelächter.

Auch wenn durch provokative Interventionen eine Last vom Klienten genommen wird und er seine Probleme nicht mehr als so schwer empfindet, geht es nicht darum, Probleme zu verharmlosen und »wegzulachen«. Wenn der Klient in der Vergangenheit schlimme Traumata erlebt hat, wird das nicht ins Absurde und Lächerliche gezogen, sondern es wird uneingeschränkt anerkannt, dass das nicht hätte passieren dürfen. Was passiert ist, lässt sich aber jetzt nicht mehr rückgängig machen. Absurd und selbstschädigend ist nicht das Trauma an sich, sondern das, was der Klient nachträglich daraus macht. Jetzt kann er nur seine Einstellung verändern[12] und sich auf diese Weise selbst aus der Falle der Opferhaltung befreien. Wenn er seine Traumata als Entschuldigung anführt, dass er sich einfach nicht ändern könne, weil ..., darf der Berater dem Klienten helfen, sich darüber lustig zu machen. Damit gewinnt der Klient die Selbstbestimmung und Selbstverantwortung für sein Leben zurück und kann sich weiterentwickeln.

Die gelassene, gut gelaunte Gemütsverfassung, die durch diese Art von Humor entsteht, ist auch für den provokativen Berater unerlässlich. Auch der Berater muss in der Lage ein, sich selbst humorvoll zu relativieren. Kein Leben ist perfekt. Es hält Paradoxien und Fallstricke für alle Menschen, auch die Berater, bereit. Wer sich für unfehlbar hält und glaubt, er sei im Besitz der absoluten Wahrheit, kann nicht über sich selbst lachen und sich nicht relativieren. Er ist dann auch ungeeignet, anderen dabei zu helfen, sich zu verändern.

2.5 Das W – das Weltbild und die Wachstumsbremsen

Der provokative Berater steigt ein in das Weltbild des Klienten und versucht, die Stellen, an denen dieser feststeckt, empathisch und wertschätzend zu verstehen. Er wertet dabei nicht, denn mit jeder Wertung erhebt er sich über den Klienten. Eine *komplett* wertfreie Haltung anderen gegenüber ist allerdings fast unmöglich, aber man kann sich diesem Ideal nähern. Es funktioniert am ehesten, wenn man sich mit den eigenen Spinnereien und Absurditäten ausgesöhnt hat – sofern man sie bemerkt hat (was natürlich auch nicht immer der Fall ist). Aus gutem Grund sind Berater jeglicher Richtung deshalb angehalten, sich immer wieder von Kollegen supervidieren zu lassen!

12 Es wird immer wieder in moderner Form neu angepriesen, aber schon die alten Griechen wussten: Wenn man die Verhältnisse nicht ändern kann, muss man seine Einstellung dazu ändern.

Nur mit innerer Neutralität kann man Wohlwollen und Wertschätzung signalisieren. Dabei müssen wir zugeben, dass wir gelegentlich fassungslos sind, wenn wir merken, dass sich der Klient nicht nur Stolpersteine, sondern ganze Bergmassive in den Weg gelegt hat. Es ist auch gar nicht so einfach, sich nicht in die Problemdefinitionen des Klienten hineinziehen zu lassen – besonders, wenn einen das Mitleid mit einem besonders gebeutelten Klienten übermannt. Wer die Problemdefinition des Klienten übernimmt, kann jedoch nicht mehr relativieren und steckt in der Problemtrance des Klienten fest. Das hilft ihm nicht.

Hinter jeder Symptomatik verbergen sich Ängste. Die Symptome sind ein kreativer Versuch des Klienten, sie in den Griff zu bekommen. Die Symptomatik bietet neben der Angstreduzierung auch sonst allerlei Vorteile, die der Klient nicht missen will.[13] Seine Problemlösungsstrategie hat aber leider unangenehme Nebenwirkungen. Ein zwanghafter Klient beispielsweise, der sich 300-mal am Tag die Hände wäscht, reduziert damit vielleicht seine Angst vor Keimen und bekommt mit Sicherheit erhöhte Aufmerksamkeit von seiner Umwelt, aber ihm fällt über kurz oder lang das Fleisch von den Knochen.

Veränderungen der bisher praktizierten Problemlösungsstrategie sind beunruhigend für den Klienten, weil er befürchtet, seine Vorteile zu verlieren und seinen Ängsten ungefiltert ausgesetzt zu sein. Deshalb hält er die immer gleiche, kontraproduktive Strategie mit viel emotionaler Energie am Leben. Die drei Wachstumsbremsen Fixierung, Feigheit und Faulheit[14] helfen ihm, eine persönliche Weiterentwicklung zu verhindern. Jede Veränderung ist ein Risiko und erfordert Mut (Wachstumsbremse Feigheit), denn kein noch so erleuchteter Berater kann dem Klienten hundertprozentig garantieren, dass es danach wirklich besser wird. Ausbrechen aus eingefahrenen Bah-

13 Sogenannter sekundärer Krankheitsgewinn.
14 Die Wachstumsbremsen werden ausführlich beschrieben in Höfner (2016b).

nen ist außerdem anstrengend (Wachstumsbremse Faulheit) und passt womöglich nicht zum eigenen Selbstbild (Wachstumsbremse Fixierung). Deshalb bevorzugen die meisten Klienten – ein vertrautes Symptom mit bekanntem Ergebnis, statt sich ins Neue und Unbekannte zu stürzen.

Der provokative Berater übertreibt humorvoll die Stolpersteine (oder Gebirge) aus Ängsten und Vermeidungsstrategien – und zwar nur diese! Es steht dem Berater nicht zu, alles zu karikieren, was vielleicht nicht in sein eigenes Selbst- und Weltbild passt. Dazu gehören auch religiöse Überzeugungen oder fremde Ehrbegriffe. Diese stehen nur auf dem Prüfstand, wenn der Klient sich und anderen damit schadet.

Wir karikieren so lange und möglichst übertrieben die Selbstsabotage des Klienten, bis auch der Klient die Absurdität erkennen und darüber lachen kann. Sowohl die Ängste als auch die Vorteile der Selbstschädigung werden in humorvoll übertriebener Weise ans Licht geholt und dem Klienten wärmstens empfohlen.

2.6 Verbale und nonverbale Kommunikation

Der überwiegende Teil unserer Kommunikation verläuft nonverbal, und diese nonverbalen Signale sind viel stärker als das verbal Gesagte.[15] Wenn man einen Klienten für schwach und hilflos hält und ihm gleichzeitig versichert, er sei wertvoll, fähig, stark usw., behauptet dieser, man sage das ja nur, weil man als Berater so reden müsse, und gräbt umgehend in seinem Hirn nach Beweisen, dass dem eben nicht so sei. Wenn man ihn dagegen für fähig und stark hält, aber behauptet, er sei eine Niete, die es nie zu etwas bringen werde (weil man vermutet, dass der Klient das auch von sich denkt), wird er

15 Nach einer Studie des amerikanischen Psychologen Mehrabian werden nur 7 % der Kommunikation durch den reinen Inhalt des Gesagten definiert, 93 % durch Nonverbales wie Stimme, Sprache, Mimik, Ausstrahlung usw. (Mehrabian 1971).

umgehend widersprechen und aufzählen, wozu er alles in der Lage sei.

Verbal provozieren wir den Klienten, indem wir in übertriebener Weise aussprechen, womit er sich selbst im Weg steht, was er denkt oder denken könnte. Der Klient empfindet das als passend, weil seine Gedanken und Gefühle gespiegelt werden, wenn auch in verzerrter Form[16], aber immer mit einem Körnchen Wahrheit. Für den außenstehenden Zuschauer, der nicht im selben Problem feststeckt wie der Klient, sehen die provokativen Interventionen daher meistens viel krasser aus, als der Klient sie empfindet. Wir erleben das auch immer wieder bei den Live-Arbeiten, die wir in unseren Seminaren durchführen: Viele Klienten versichern, sie hätten sich eigentlich nicht sonderlich provoziert, sondern wertschätzend behandelt und verstanden gefühlt, während die Zuschauer ungläubig staunen, weil ihnen infolge unserer Provokationen der Unterkiefer runtergefallen ist und sie sich wundern, dass die Klienten nicht aufstehen, uns eine knallen und nach Hause gehen.

Und das tun sie aus folgendem Grund nie:

Nonverbal bleiben wir als provokative Berater empathisch, wertschätzend, unterstützend und liebevoll. Das bedeutet, dass wir den Klienten zutrauen, dass sie sich ändern und selbst aus ihren Sackgassen herausfinden können. Es gehört zum Basiswissen der psychologischen Forschung, dass Anerkennung und Wertschätzung den Menschen zu Höchstformen auflaufen lässt. Sie motivieren mehr als Geld – vorausgesetzt, gewisse Grundbedürfnisse sind befriedigt.[17] Auch gute Vorgesetzte wissen das. Unser bedingungsloser Glaube an die Ressourcen und Fähigkeiten des Klienten ist daher ein sehr mächtiges Signal und weckt bei ihm Möglichkeiten, von denen er manchmal nicht einmal ahnte, dass er sie hat.

Trauen wir den Klienten hingegen keine Veränderung zu, sollten wir auf keinen Fall provokativ werden. Denn dann

16 Siehe das Kapitel zum »Zerrspiegel« in Cordes (2017).
17 Siehe Maslows »Bedürfnispyramide« (Maslow 1981).

fehlt das L des LKW. Die Provokationen werden ätzend, zynisch, und der Schuss geht nach hinten los. Der Klient leistet Widerstand gegen den Berater und bleibt ansonsten, wie er ist.

Manchmal fühlt sich der provokative Berater am Anfang wohler, wenn er den Klienten zu Beginn der Stunde vorwarnt (»Ich werde Sie heute ein wenig provozieren«), aber auch dieser Berater wird bald merken, dass er es schließlich nicht mehr braucht. Der Nachteil einer Vorwarnung ist, dass sie dem Klienten die Absicherung des Beraters signalisiert. Der Klient spürt das vorsichtige Zögern und wird den Spieß umdrehen. Er wird ihn gegen den Berater richten, denn er will zwar seine Symptome loswerden, aber deren Vorteile nicht verlieren und möglichst nicht zu sehr an das Eingemachte gehen.[18] Er sagt dann womöglich nach den ersten Provokationen mit dramatischer Geste: »Sie haben mich jetzt schwer verletzt!«, und nimmt dem verunsicherten Berater allen Wind aus den Segeln, sodass dieser sich nicht traut, weiter zu provozieren. Solche Sätze von Klienten kommen in unseren Beratungen nicht (mehr) vor, weil wir nach vielen Jahren provokativen Vorgehens absolut überzeugt sind, dass wir den Klienten etwas Gutes tun. Und auch diese Überzeugung ist ein mächtiges nonverbales Signal.

2.7 Der Widerstand des Klienten

Bei fast allen Therapie- und Beratungsverfahren, die wir kennen, gibt es Probleme mit dem Widerstand der Klienten. Es geht dabei um Widerstand gegen die Lösungsvorschläge des Beraters, zu denen die Klienten höflich anmerken, sie seien bestimmt wunderbar, aber bei ihnen würden sie nicht funktionieren.

Der Provokative Ansatz lenkt den Widerstand des Klienten gegen seine eigene Selbstschädigung anstatt gegen den Berater. Er nutzt den natürlichen Widerspruchsgeist, der dem Men-

18 Siehe Kapitel »Das W - das Weltbild und die Wachstumsbremsen«.

schen innewohnt. Wenn etwas mit heftigem Nachdruck und übertriebener, absoluter Gewissheit laut vertreten wird, meldet sich in einem Winkel des menschlichen Hirns automatisch auch die Gegenposition: »Könnte nicht auch das Gegenteil von dem, was ich hier gerade herausposaune, richtig sein?« Nur gnadenlose Besserwisser und Fanatiker bringen diese leise innere Stimme ganz zum Schweigen. Man ändert die Haltung solcher Menschen nicht mit stichhaltigen Argumenten und mit keiner Therapie, sondern bestärkt ihren festgemauerten Glauben mit jedem Versuch, sie davon abzubringen. Solche Menschen müssen uns deshalb an dieser Stelle nicht weiter beschäftigen.

Wir sind überzeugt, dass die Mehrheit der Klienten die Nase gestrichen voll hat von der eigenen Symptomatik, auch wenn sie ihnen kurzfristig Vorteile bringt. Ihre leise innere Stimme der Opposition gegen die Selbstsabotage muss nur lauter und für den Klienten hörbar gemacht werden. Unsere heftigen, humorvollen Übertreibungen entspannen die Klienten und provozieren den Widerstand gegen die eigene Selbstschädigung und nicht gegen den Berater. Die Klienten beginnen zu differenzieren und sich zu verteidigen, denn so möchten sie das nicht stehen lassen. Je übertriebener wir den Klienten recht geben und die von ihnen vertretene Position bis ins Absurde verstärken und ausschmücken, desto wahrscheinlicher werden sie anfangen, die Gegenposition zu vertreten.

Manchmal staunen wir allerdings, wie sehr wir übertreiben müssen, bis sich der Widerstand regt, denn Klienten denken und fühlen in den Bereichen, in denen sie feststecken, in Extremen. Ihre Vorstellungen von den Hindernissen, die ihnen in den Weg gelegt werden, und ihre Befürchtungen, die bei einer Veränderung eintreten könnten, sind nicht moderat, sondern stark übertrieben. Da kann einem manchmal die Fantasie ausgehen.

3 Einordnung der Provokativen Therapie

3.1 Die Provokative Therapie – eine kognitive Verhaltenstherapie?

Die Provokative Therapie wird offiziell zur kognitiven Verhaltenstherapie gezählt. Das kann jedoch auf die falsche Spur führen.

Die reine Verhaltenstherapie, der klassische Behaviorismus, geht von einem ein Reiz-Reaktions-Schema aus und orientiert sich ausschließlich an Verhaltensweisen, die man direkt beobachten kann. Alles, was nur indirekt erschlossen werden kann, wie mentale und innerseelische Vorgänge, wird als spekulativ abgelehnt und landet in der sogenannten »Black Box«.

Aaron T. Beck, der Gründer der kognitiven Verhaltenstherapie, verließ nach einiger Zeit die reine Lehre und begab sich in diese Black Box (Beck 1991). Damit kam die Ratio ins Spiel. Er war ursprünglich Psychoanalytiker, aber statt von unbewussten Strukturen und weit in der Vergangenheit liegenden Ereignissen auszugehen, die das gegenwärtige Verhalten bestimmen, postulierte er *dysfunktionale Kognitionen*, die *nicht realitätsadäquat* sind und die dem Klienten teils bewusst seien oder bewusst gemacht werden könnten. Mit Kognitionen sind hier Vorstellungen, Einstellungen, Werte und Überzeugungen gemeint, die das Fühlen und Verhalten steuern. Sobald sich dysfunktionale Kognitionen durch Einsicht und Introspektion (Selbstbeobachtung) bewusst machen lassen, so seine Theorie, können sie korrigiert und in konkretes, verändertes, »realitätsadäquates« Verhalten umgesetzt werden.

Auch Albert Ellis, der die RET (Rational-Emotive Verhaltenstherapie) entwickelte, unterschied zwischen einem Auslöser, einem Glaubenssatz und emotionalen Konsequenzen (Ellis u. McLaren 2014). Auch hier stehen die Ratio und damit die Bewusstmachung an erster Stelle. Erst danach kommen die Emotionen.

Begriffe wie »dysfunktionale Kognitionen« und »realitätsadäquate Wahrnehmung« verleiten zu Grundsatzüberlegungen, die wir hier nur streifen wollen.

Heißt dysfunktional, dass der Klient nicht ausreichend an allgemein gültige Normen anpasst ist? Ist es Aufgabe des Therapeuten, ihn stromlinienförmig zu machen?[19] Oder geht es darum, dass sich der Klient mit seinen Denkmustern selbst im Weg steht und unterhalb seiner Möglichkeiten agiert?

Ebenso vieldeutig ist der Begriff »realitätsadäquat«. Depressive Menschen sehen die Welt realitätsgetreuer und damit viel negativer als Nichtdepressive. Der nichtdepressive, optimistische Mensch neigt dazu, Unangenehmes auszublenden und eher das zu sehen, was ihm guttut und seine Stimmung hebt. Ein depressiv veranlagter Mensch sieht hingegen überall Widrigkeiten und bleibt so eher unter seinen Möglichkeiten. Er wird eher vorsichtig sein als mutig und sich nicht mit Erfolgen brüsten, sondern seine Leistungen eher abwerten. Man kann infrage stellen, ob diese realitätsgerechtere, depressive Sicht der Dinge wünschenswerter ist als die optimistische, verdrängende Strategie.

3.2 Der emotionale Ansatz

Der Glaube an die Macht des Bewusstseins durchzieht die kognitive Verhaltenstherapie. Die moderne Hirnforschung hat jedoch inzwischen mit ausgeklügelten Methoden herausgefunden, dass wichtige Entscheidungen nicht rational und bewusst, sondern in Bruchteilen von Sekunden vor der Bewusstwerdung auf einer emotionalen Ebene gefällt und erst danach rational abgesichert werden. Was da genau passiert, ist noch nicht ganz klar, aber die Forscher gehen davon aus, dass emotionale Vorgänge *vor* der Ratio zum Tragen kommen.

---

19 Drastisch, aber keineswegs völlig realitätsfern gezeigt im Film *Einer flog über das Kuckucksnest.*

Wir sind also damit mitten drin in der ›Black Box‹, die die moderne Hirnforschung versucht, weniger spekulativ und objektivierbarer zu machen. Nennen wir diesen Bereich der Glaubenssätze, Wünsche, Hoffnungen, Wertvorstellungen usw. in Abgrenzung zum rationalen Bewusstsein der Einfachheit halber »emotional geladener Bereich«, auch wenn uns bewusst ist, dass mancher das für eine unzulängliche Vereinfachung hält. Aber um deutlich zu machen, worum es uns hier geht, ohne allzu umständlich und philosophisch zu werden, muss diese Vereinfachung reichen.[20]

Der Provokative Ansatz wendet sich *nicht* an die bewusste Ratio, sondern direkt an diesen emotional geladenen Bereich der Klienten. Eine Bewusstmachung, also eine *rationale Einsicht ohne emotionale Beteiligung*, führt nicht zur Veränderung. Die Situation ist allen Beratern vertraut: Sie haben in der Beratungsstunde mit dem Klienten eine wunderbare neue Strategie ausgearbeitet, und der Klient versichert bereitwillig, dass er verstanden hätte: Er müsse etwas ändern! Leider ändert er aber gar nichts. Um Veränderungen im Denken, Fühlen und Verhalten auszulösen, müssen die Emotionen des Klienten getriggert werden.

Symptomatisches selbstschädigendes Verhalten entsteht durch subjektive, kontraproduktive Glaubenssätze. Kontraproduktiv deshalb, weil die Klienten die Weichen so stellen, dass das Denken, Fühlen und Verhalten den eigenen Wünschen und Zielen zuwiderläuft. Dadurch stecken sie fest. Sie haben das Gefühl, sie kommen nicht weiter und alles ist doof, sie selbst, die anderen, einfach alles. Je fester diese Glaubenssätze ausgeprägt sind, desto stärker sind sie emotional geladen[21], wobei den Klienten die »emotionale Ladung« ihrer Glaubens-

---

20 Farrelly pflegte in solchen Fällen zu sagen: »It is good enough for government work!«

21 Einer unserer Vorfahren, ein kluger und humorvoller Mann, brachte das folgendermaßen wunderbar auf den Punkt: »Je prägnanter die Urteile eines Menschen, umso weniger von Sachkenntnis getrübt.«

sätze selten bewusst ist. Sie wissen meist nicht genau, warum sie sich so schlecht fühlen, und v. a. nicht, was sie ändern könnten. Die Absurdität erkennen sie meistens nur, wenn ein anderer sie darauf hinweist. Wenn dabei die Emotionen angesprochen werden und nicht nur der Kopf, kommt eine Veränderung in Gang.

Klienten kommen in der Regel mit einer vorgefertigten »Reportage« in die Beratung. Sie haben sich vorab zurechtgelegt, was sie dem Berater sagen wollen, und oft haben sie genau das Gleiche bereits mehreren Freunden oder auch anderen Beratern erzählt. Der Bericht hat wenig bis keine emotionale Ladung mehr. Um den Klienten aus seinen verkopften Reportagen in das Gefühl zu bekommen, unterbrechen wir ihn meistens sehr schnell, denn wenn wir ihn zu lange reden lassen, bleibt er im Kopf. Indem wir ihn unterbrechen, am besten mit einer unerwarteten Äußerung, schubsen wir ihn aus seinem starren Gleis und zwingen ihn zu neuen Sichtweisen und Gefühlen. Schon Milton Erickson sagte: Der beste Indikator für Veränderung beim Klienten ist die Unvorhersagbarkeit des Therapeuten.

Wenn man die Klienten nach der Sitzung fragt, ob sie überhaupt gemerkt haben, dass sie immer wieder unterbrochen wurden, sagt die Mehrzahl von ihnen: »Nein. Das hab ich nicht so empfunden.« Das liegt daran, dass wir den Klienten nicht mit irgendeinem eigenen Thema unterbrechen, sondern als Berater ständig in der »mentalen Unterhose« des Klienten sind, d. h., wir versuchen, so zu denken wir er und diese Denke provokativ zu karikieren. Von außen (im Plenum des Seminars z. B.) wirkt das immer anders als innerhalb des Zweiergesprächs.

Natürlich heißt das nicht, dass Sie die Klienten nie zu Ende sprechen lassen dürfen. Erfragen Sie Dinge, die Sie wissen möchten oder die Sie noch nicht verstanden haben. Versuchen Sie nur zu merken, wann der Klient in seine Kopfreportage verfällt. Dann haken Sie ein, gerne auch mitten im Satz, um den Klienten aus seiner Selbsthypnose zu werfen.

3.3 Der systemische Aspekt

Als Noni Höfner in den 1960er-Jahren Psychologie studierte, galt das Augenmerk dem Individuum. Der Klient (damals noch Patient genannt) hatte Symptome, die es zu beseitigen galt. Der systemische Ansatz war noch in weiter Ferne.

Farrelly bezog mit seiner Provokativen Therapie von Beginn an das Umfeld des Klienten mit ein. Er arbeitete systemisch, auch wenn der Begriff »Systemische Therapie« noch nicht existierte. Er machte den Patienten ihren Eigenanteil an der Aufrechterhaltung ihrer Symptomatik klar und sorgte dafür, dass die Patienten aufhörten, um ihren Bauchnabel zu kreisen, dass sie den Blick hoben und sich darauf besannen, inwieweit sie mit anderen Menschen verzahnt sind und welche Wechselwirkungen zwischen ihnen und ihrem Umfeld bestehen.

Wenn man also unbedingt ein Etikett braucht, könnte man die Provokative Therapie als »Emotionale Systemische Verhaltenstherapie« bezeichnen.

3.4 Der Provokative Ansatz und die Hypnotherapie

In der Hypnotherapie gibt es mannigfaltige Möglichkeiten, Trance beim Klienten zu induzieren. Auch der Provokative Ansatz löst innere Suchvorgänge aus, durch die Trancezustände gekennzeichnet sind – zum Beispiel, indem man Bilder, Geschichten, Metaphern, Assoziationen verwendet und durch überraschende Umdeutungen Verblüffung auslöst.

Wie in der Hypnotherapie steuern wir nur den Prozess und lassen uns inhaltlich vom Klienten leiten. Wir drücken den Klienten keine erleuchteten Lösungen auf, sondern lassen sie selbst emotional entscheiden, mit welchen unserer Metaphern und Bilder sie etwas anfangen können und mit welchen nicht. Die Klienten ignorieren oder vergessen den für sie unwichtigen Input ganz automatisch. Wir bleiben als provokativer Therapeut, Berater oder Coach nur der Ideengeber, und der Klient macht damit, was sich für ihn richtig anfühlt. Das ist für beide Seiten sehr befreiend.

Als provokative Berater können wir die Trancezustände der Klienten deutlich erkennen, und zwar sowohl während der Sitzungen als auch danach. In den Beratungsstunden kann es vorkommen, dass die Klienten immer wieder einen glasigen Blick bekommen und vor sich hinstarren. Sie reagieren in diesen Momenten für kurze Zeit kaum noch auf uns. In den Workshops mit Frank Farrelly führten die Trancezustände dazu, dass die Klienten plötzlich kein Englisch mehr verstanden, obwohl sie sich vorher sehr flüssig unterhalten konnten.

Der hypnotische Aspekt zeigt sich auch daran, dass die Klienten auf direkte Nachfrage am Ende der Stunde meist nicht sagen können, was sie jetzt als Nächstes tun werden, und ihren Zustand oft als »verwirrt« beschreiben. Infolge dessen lassen sie regelmäßig Jacken, Mäntel oder andere Dinge bei uns liegen, die wir ihnen dann hinterhertragen. Bei manchen Klienten geht das so weit, dass man thematisieren kann, inwieweit die Fähigkeit zum Autofahren noch gegeben ist. Von Bernhard Trenkle kennen wir den Spruch, den er verwirrten Klienten am Schluss der Stunde mitgibt: »Setzen Sie sich jetzt bitte erst mal 10 Minuten ins Wartezimmer und hängen sich ein Schild um – mit der Aufschrift »Wegen Umbau vorübergehend geschlossen«. Danach rollen Sie das Schild wieder ein und fahren nach Hause.«

Das vorher festgefahrene System der Klienten wurde durcheinander gewirbelt und beginnt sich langsam neu zu ordnen. Das ist beabsichtigt, denn erst wenn Bewegung in das starre System kommt, kann sich etwas verändern. Die provokativen Interventionen wirken dabei häufig wie Depotpillen, die erst mit einer gewissen zeitlichen Verzögerung greifen. Wenn sie gesessen haben, bewirken sie stabile Denk-, Gefühls- und Verhaltensänderungen, die selten sofort, sondern manchmal erst nach Stunden, Tagen oder Wochen eintreten, wenn die Klienten wieder in Situationen geraten, die ursprünglich ein Problem für sie dargestellt haben.

Von den Veränderungen, die die Klienten erleben, erfahren wir dann ein paar Wochen oder auch Monate später, wenn die Klienten uns entweder von selbst schreiben und uns davon berichten oder wenn wir nach einigen Wochen persönlich nachhaken. Bei all diesen Rückmeldungen berichten die Klienten übereinstimmend, dass aus ihrer Sicht etwas in Bewegung gekommen ist. Die Richtung der Bewegung kann sehr unterschiedlich sein. Manchmal ist sie durchaus auch überraschend für die Klienten selbst. Gelegentlich merken die Klienten ihre veränderte Reaktion erst, wenn ihnen in einer Problemsituation die Bilder aus der Sitzung, die ihnen gar nicht mehr bewusst waren, plötzlich wieder einfallen und sie zum Lachen bringen. Das sorgt für Entspannung und nimmt dem Problem die Schärfe.

Viele Klienten reagieren mit Überraschung darüber, was in der Stunde alles besprochen wurde, wenn sie sich die Tonaufnahme, die wir ihnen nach den Sitzungen mitgeben, noch einmal (oder auch mehrfach) anhören. Sie sind dann nicht nur verblüfft, was *wir* alles gesagt, sondern auch, was *sie selbst* alles von sich gegeben haben. Aufgrund ihres Trancezustands in den Stunden wird ihnen vieles erst beim späteren Hören bewusst. Eine unserer Klientinnen hörte sich die Aufzeichnung zwanzig Mal (!) an und stellte mit Verwunderung fest, dass sie immer wieder neue Dinge hörte. Sie hatte sich in der Zwischenzeit kontinuierlich so verändert, dass sie ihr Problemverhalten jedes Mal mit völlig neuen Augen sah.

3.5 Die wissenschaftliche Überprüfung der Provokativen Therapie

Wir sind überzeugt davon, dass der Provokative Ansatz schnelle und nachhaltige Wirkungen erzielt, und haben in den letzten Jahrzehnten viele sehr positive Rückmeldungen über seine nachhaltigen Effekte bekommen (die manchmal nach nur einer Beratungsstunde eingetreten sind). Wir haben in den letzten 30 Jahren immer wieder Anfragen bekommen, in denen man uns um Unterstützung beim Verfassen von Bachelor-, Master- und Doktorarbeiten zum Provokativen Ansatz bat. Da es darüber wenig Literatur und keine harten Daten gibt, haben viele schließlich wieder Abstand davon genommen. Vereinzelte Arbeiten sind auch verfasst worden (s. Frittum 2008; Berg 2005; Schlüter-Bencharif 2008) – sie alle beschränkten sich aber auf theoretische Zusammenfassungen oder Einzelfalluntersuchungen. Wenn unter wissenschaftlicher Absicherung die Überprüfung mit naturwissenschaftlichen Methoden verstanden wird – also Doppelblindstudien und dergleichen –, dann halten diese Arbeiten dem nicht stand. Wir sind allerdings der Meinung, dass man die Forschung weiter betreiben und die dem Gegenstand nicht gerecht werdenden naturwissenschaftlichen Messmethoden ändern sollte.

Es ist ein grundsätzliches Problem bei der Überprüfung von Psychotherapieergebnissen, dass es für subjektive Befindlichkeiten im naturwissenschaftlichen Instrumentarium keine adäquaten Messmethoden gibt. Eine Therapiestunde lässt sich ebenso wenig mit objektiven Kriterien bewerten wie ein Gemälde von Picasso. Außerdem lässt sich der nonverbale Anteil der Interaktion zwischen Berater und Klient nur begrenzt objektiv messen. In der Provokativen Therapie spielt die Persönlichkeit des Anwenders und seine Einstellung zum Klienten aber eine herausragende Rolle. Wie bereits ausgeführt ist eine positive, wohlwollende und emphatische Grundhaltung die unabdingbare Voraussetzung für den Einsatz provokativer Interventionen, denn sie entscheidet darüber, ob sie eine konstruktive oder eine destruktive Wirkung entfalten. Selbst wenn zwei Therapeuten die genau gleichen provokativen Sätze sagen würden, wäre die Wirkung vollkommen unterschiedlich – je nachdem, ob der Therapeut dem Klienten gegenüber wohlwollend oder ablehnend ist. Die provokativen Werkzeuge werden zur scharfen, bösartigen Waffe, wenn sie lieblos und mechanisch eingesetzt werden.

Aber wie will man diese Grundhaltung objektiv und umfassend messen? Es ist nicht zielführend, den Berater über seine Haltung zum Klienten zu befragen. Er wird sich eine negative Einstellung einem Klienten gegenüber, der ihm den Nerv tötet, nicht eingestehen, weil es nicht zu seinem Selbstbild vom helfenden Experten passt. Halbwegs objektiv messbar sind nur von außen sichtbare Einzelaspekte, mit denen man Rückschlüsse auf die inneren Befindlichkeiten versucht (z. B.: Hat der Berater gelächelt? Wie sitzt der Klient auf seinem Stuhl? usw.). All das ist nicht ausreichend, um ein umfassendes Bild dessen zu bekommen, was tatsächlich abläuft.

Eine nachträgliche Befragung von Klienten über den Therapieerfolg ist ebenfalls keine wissenschaftliche Absicherung und liefert nur subjektive Selbsteinschätzungen, die zusätzlich dadurch verfälscht werden, dass die Klienten gelegentlich andere Gründe für ihre Veränderung angeben als die therapeutische Arbeit, auch wenn man von außen sehr gut sehen konnte, dass sie durch die provokative Intervention in neue Bahnen gelenkt wurden. Bei einer Verhaltensänderung wird im Nachhinein nämlich gerne eine rationale Erklärung gesucht, weil wir Menschen sehr stolz auf unsere Ratio sind und gerne anderen erläutern möchten, warum wir was und wie getan oder verändert haben. Diese Rationalisierungen kennt jeder Berater. Der Klient glaubt z. B., dass es ihm besser geht, weil er sich mehr bewegt oder anders ernährt hat. Mancher Klient formuliert es, humoristisch überspitzt, folgendermaßen: »In der Woche nach der Beratung habe ich seit Langem wieder einmal eine hausgemachte Fleischbrühe mit Eierstich gegessen, und ich glaube, der Eierstich war die Ursache dafür, dass ich mich besser fühle!« Oder ein Paar, das sich länger nichts mehr zu sagen hatte und sich auch kaum noch anfasste, fing schon während der Stunde plötzlich wieder an, Händchen zu halten und sich zu küssen. Als wir die beiden nach ein paar Wochen zu der

Sitzung befragten, sagten sie (wieder händchenhaltend): »Uns geht es super. Wir machen jetzt mehr Sport und deswegen verstehen wir uns besser!«

Selbst bei Vorgehensweisen mit extrem standardisierten Techniken, die in immer gleicher Form angewendet werden, ist der Anwender eine nicht messbare intervenierende Variable, die sich auch mit einer sehr großen Stichprobe nicht nivellieren lässt. Das trifft sogar bei rein naturwissenschaftlichen Datenerhebungen zu, bei denen die Forschung verblüfft festgestellt hat, dass alleine die Anwesenheit eines Messenden das Ergebnis verfälscht. Wie viel mehr stimmt es für Verfahrensweisen, in denen Menschen direkt aufeinander treffen und eine Beziehung eingehen. Diese Beziehung zwischen Berater und Klient gibt den Ausschlag, ob ein Verfahren – egal welches – eine positive Wirkung zeigt.[22]

Nicht nur die nachträglichen Selbstaussagen der Beteiligten sind fragwürdig, es ist auch praktisch unmöglich, diese Beziehung durch Fragebögen oder Persönlichkeitstests zu überprüfen. Auch hier finden Selbstaussagen statt, die wissenschaftlich gesehen nicht viel wert sind. Den Psychotherapeuten und Beratern ist ihre eigene Haltung dem Klienten gegenüber oft wenig bis gar nicht bewusst, deshalb kommt man dem durch Befragung nicht auf die Spur. Das können wir auch in unseren Supervisionsseminaren immer wieder beobachten. Die Berater unterschätzen häufig, wie ausgeprägt ihre eigene Haltung ist – sei es eine negative oder auch eine extrem unterstützende, denn auch diese hat kontraproduktive Effekte. Der Therapeut will dem Klienten in bester Absicht helfen und ihn beschützen. Dabei merkt er nicht, wie sehr er ihn bevormundet, weil er ihn für schwach und hilflos hält und ihm eine eigenständige

22 Es ist für einen angehenden Psychotherapeuten/Berater/Mediator usw. natürlich höchst unbefriedigend, wenn er gerade Tausende von Euro für eine Spezialausbildung ausgegeben hat und dann feststellen muss, dass ganz andere Aspekte als seine neuen Techniken den Therapieerfolg entscheidend beeinflussen.

Problemlösung weder zutrauen noch ihm zumuten will. Das kann man auch daran ablesen, dass es den meisten Beratern sehr schwer fällt, dem Klienten die Lösungsfindung vollständig zu überlassen und *nicht* sofort auf die Suche nach einem passenden Lösungsvorschlag für den Klienten zu gehen.[23] Die Klienten kommen dem sehr entgegen, weil sie ihr Problem gar nicht selber lösen wollen, sondern – gelegentlich sehr nachdrücklich – vom Experten eine Lösung einfordern.

23 Siehe Kapitel »Ziel- und Lösungsorientierung«.

4 Die Vorgehensweise im Provokativen Ansatz

4.1 Der Provokative Ansatz als Technik?

Viele Teilnehmer unserer Seminare erhoffen sich ganz konkrete Handlungsanweisungen und am liebsten zu jedem Problem und jedem Klienten ein Patentrezept, ein Schema F oder einen 10-Punkte-Plan, wie sie mit ihren Klienten provokativ umgehen können. Leider müssen wir sie enttäuschen. So funktioniert der Provokative Ansatz nicht. Er ist keine Technik, die schrittweise ausgefeilt werden muss, als vielmehr eine Geisteshaltung. Frank Farrelly hat die Provokative Therapie nicht schrittweise entwickelt, sondern er hat in der bereits geschilderten 91. Stunde mit seinem Psychiatriepatienten schlagartig ihr Prinzip erkannt.[24] Auch in seinen Workshops hat er Fragen stets mit Bildern oder Fallbeispielen beantwortet, die den emotionalen Anteil deutlich gemacht haben. Wenn man kein Naturtalent ist wie Frank Farrelly, hilft es jedoch, wenn man die komplexe provokative Vorgehensweise nicht nur emotional, sondern auch rational ein wenig besser erfasst. Sobald man die dahinterstehende Grundhaltung dann begriffen hat, kann man die Erklärungen auch wieder vergessen und intuitiv vorgehen.

Die provokativen Werkzeuge, die wir entwickelt haben und von denen wir im Folgenden einige exemplarisch beschreiben, sind also keine detaillierten Handlungsanweisungen, die Schritt für Schritt sklavisch genau durchgeführt werden müssen. Wir verstehen die Werkzeuge als Vorschläge, in welche Richtung es sich zu denken und zu schauen lohnt.[25] Sie bieten eine Hilfe für den Anwender, um den Provokativen Ansatz plastischer zu

24 Siehe Kapitel »Die Erfindung der Provokativen Therapie«.

25 Siehe auch die 10 Elemente der Provokativen SystemArbeit in Cordes (2017).

gestalten und auch auf einer anderen als der emotionalen Ebene zu erfassen. In unseren Seminaren üben die Teilnehmer mit solchen Werkzeugen und erleben dann am eigenen Leibe, was provokative Interventionen emotional auslösen können.

Wenn Sie einen Klienten in Ihrer Praxis provokativ behandeln, kann es sehr hilfreich sein, abends »im Lehnstuhl« allerlei provokative Möglichkeiten und Strategien gedanklich durchzuprobieren. Aber wenn die Klienten dann direkt vor Ihnen sitzen, vergessen Sie diese »Drehbücher« wieder, schauen Sie genau hin und lassen Sie sich von Ihren Intuitionen leiten. Auf der Grundlage dieser erhöhten Aufmerksamkeit bietet der Provokative Ansatz immer wieder neue Variationen, die jeder Berater zu seiner Person passend entwickeln kann. Dadurch wird es auch nie langweilig.

Provokative Berater und Klienten sitzen im gleichen Boot. Nicht nur Klienten müssen mentale und emotionale Hindernisse beiseiteräumen, auch Berater müssen ihren mentalen Ballast in Form von standardisierten Vorgaben über Bord werfen, wenn sie beginnen, provokativ zu arbeiten. Nach der ersten gelungenen provokativen Intervention erleben manche Berater oft ein intensives Hochgefühl. Manchmal versuchen sie, beim nächsten Klienten genau das Gleiche zu machen, und es geht voll in die Hose. Je weniger den Anweisungen gefolgt wird und je weniger Druck sie sich machen, umso mehr fällt ihnen ein. Es wird immer leichter, kreativer und virtuoser, und sie beginnen zu fliegen. Das ist auch der Grund, warum wir schon seit dem Jahr 2000 Improvisationsseminare in unsere Ausbildungen aufgenommen haben.[26] Die dort vermittelten Werkzeuge kommen aus dem Improvisationstheater, bei dem man sich von Satz zu Satz fortbewegt, guckt, wie das Gegenüber reagiert, und damit spielt. Beim Impro kann man keine Abläufe üben, sondern nur Haltungen dem Mitspieler gegenüber.

26 Impro ist eine sehr wirkungsvolle Möglichkeit, Druck zu reduzieren und die eigenen kreativen Speicher zu öffnen; siehe Kapitel »Der Bezug zum Improvisationstheater«.

Das heißt nicht, dass Sie alles bisher Gelernte ad acta legen müssen und ab sofort nur noch provokativ unterwegs sein sollen, wenn Sie sich dem Provokativen Ansatz zuwenden. Sie können die provokativen Interventionen mit sehr vielen anderen Methoden mischen. Sie können auch nur einmal in einer Beratungsstunde provokativ werden und dann wieder in vertrautes Gelände zurückkehren. Die Wahrscheinlichkeit ist allerdings groß, dass Sie immer provokativer werden – weil es so wirkungsvoll ist und sehr viel Spaß macht – und zwar dem Berater *und* dem Klienten.

4.2 Der Ablauf einer Beratungsstunde

Sehr häufig beginnt der Klient mit einem »Nummer-sicher-Vorzeigeproblem«, das nicht emotional geladen ist. Manche Klienten erscheinen zur ersten Beratungsstunde auch mit einem Stapel Papier, auf dem sie sich die Punkte notiert haben, die unbedingt abgearbeitet werden sollten. Wenn der Klient dann zu einem langatmigen und emotional unbeteiligten Monolog über seine Probleme ansetzt, unterbrechen wir ihn relativ schnell mit einer Unterstellung, die ihn gezielt aus dem Konzept und aus dem Kopf »in den Bauch« bringt.[27]

Wir beginnen jede Stunde mit der einfachen Frage: »Um was geht es heute?« Danach werden nur noch wenige Fakten abgefragt – und nur, wenn es sich ergibt, wie z. B. das Alter des Klienten und die Kinderzahl usw. – ansonsten liegt der Schwerpunkt auf Aussagen und Unterstellungen. Die Persönlichkeit des Klienten, sein Charakter, seine Seelenlage, der ganze emotional geladene Bereich, werden nicht abgefragt, sondern durch Behauptungen exploriert.[28] Wenn wir ständig die verbalen und nonverbalen Reaktionen des Klienten im Auge behalten, landen wir mit solchen Unterstellungen meistens genau dort, wo

27 Siehe Kapitel »Der emotionale Ansatz«.

28 Wir nennen das »Aktivdiagnose«, im Gegensatz zum eher passiven Abfragen.

die Emotionen sitzen. Bei Fragen kann der Klient uns leichter ausweichen und sich bedeckt halten. Den Unterstellungen hingegen – besonders, wenn sie sehr übertrieben sind – kann sich der Klient nicht entziehen. Sie provozieren bei ihm eine Erwiderung, eine Korrektur und Differenzierung. Das hilft ihm, Stellung zu beziehen und herauszufinden, wohin der Weg für ihn gehen könnte.

Ein Beispiel:

Eine sehr übergewichtige Klientin möchte abnehmen. Sie erzählt von ihren bisher gescheiterten Versuchen und möchte dabei sehr gerne ins Detail gehen, was wann und wie nicht geklappt hat. Wir unterbrechen sie relativ früh mit der Unterstellung, dass sie es sowieso niemals schaffen wird, dauerhaft abzunehmen. Das hat sie ja in der Vergangenheit bereits bewiesen. Sie ist einfach zu faul, zu träge und zu willensschwach, und deshalb ist es am besten, wenn sie aufhört sich zu stressen, wenn sie einfach aufgibt und eben immer dicker wird.

Wir rechnen dann sehr umständlich aus, wie schwer sie in 10 oder 20 Jahren sein wird, auch wenn sie jedes Jahr nur lächerliche fünf Kilo zunimmt, was sie ja schon in wesentlich kürzerer Zeit geschafft hat. Und wir malen in lebhaften Bildern aus, dass es z. B. einen Kran braucht, der sie durch das Fenster hebt, wenn sie mal in ein Krankenhaus muss, weil die Träger sie nicht mehr durch das Treppenhaus schaffen können. Keine Bahre hält 300 kg aus! Die Klientin ist voll dabei, sie lacht und leistet Widerstand: »O mein Gott, das klingt ja schaurig. Das passiert mir bestimmt nicht!«

Wichtig ist, dass wir nicht glauben, was wir über die »Persönlichkeitsdefekte« der Klientin sagen, sonst geht der Schuss nach hinten los. Die Klientin spürt nonverbal, ob wir ihr Veränderungen zutrauen und wohlwollend sind. Wenn wir *wirklich* der Meinung sind, dass sie zu faul, träge und willensschwach ist, sich zu ändern, dürfen wir nicht provokativ werden.

Wichtig ist auch, dass wir nicht aufhören, wenn wir den ersten Treffer gelandet haben, sondern weiter Öl ins Feuer schütten, um den Widerstand gegen die Selbstschädigung zu festigen. Wenn also die oben erwähnte übergewichtige Klientin sagt: »Sie werden sehen, ich kann mich aufraffen, weniger zu essen!«, dann beglückwünschen wir sie nicht zu diesem Entschluss, sondern sagen z. B.: »Das denken Sie heute. Spätestens morgen stehen Sie wieder vor dem vollen Kühlschrank und können sich wie immer nicht beherrschen.«

Am Ende der Stunde lassen wir den Klienten nach Hause gehen, ohne zu erklären, wie wir vorgegangen sind, und ohne uns womöglich für unsere Provokationen zu rechtfertigen oder sogar zu entschuldigen. Nachträgliche rationale Erklärungen bringen den Klienten wieder »in den Kopf« und schwächen die emotionale Wirkung ab. Das ist für viele Berater, die es nicht gewohnt sind, so zu arbeiten, nicht ganz einfach – vor allem, wenn die Klienten am Ende der Stunde nachdrücklich eine Lösung einfordern. Dann kann man ihnen begeistert jede Menge idiotische Lösungen anbieten.

Beispiele für idiotische Lösungen:

Beispiel 1: Eine schwarzhaarige Klientin hat Schwierigkeiten mit ihrer alten, allmählich dement werdenden Mutter, von der sie als Tochter ständig bevormundet wird. Die Klientin mutiert bei jedem Besuch zu Hause wieder zum Kleinkind, fühlt sich hilflos und hasst diese Besuche. Wir raten ihr, ihren kurzhaarigen Mann mit einer schwarzen Langhaarperücke zu ihrer Mutter zu schicken, da diese den Unterschied zur Tochter ohnehin nicht mehr merkt.

Beispiel 2: Eine Klientin wird von ihrem Vater unter Druck gesetzt, weil sie mit Mitte dreißig noch keinen passenden Mann und Kinder vorweisen kann. Diesem Druck fühlt sie sich zunehmend nicht gewachsen. Wir empfehlen ihr, einen gut aussehenden Mann mit gepflegten Manieren dafür zu bezahlen, dass er sich bei Besuchen ihrer Eltern als künftiger Schwiegersohn ausgibt. Dann hat sie wenigstens für eine Weile ihre Ruhe.

Die Klienten müssen oft herzhaft lachen, wenn wir solche Vorschläge machen und bekommen mit solchen idiotischen Lösungen die eindeutige Botschaft, dass sie die Lösung selbst finden müssen.[29]

Zum Abschluss gibt es auch grundsätzlich keine »Hausaufgaben« außer der, die mitgegebene Tonaufzeichnung nochmals abzuhören.

4.3 Ziel- und Lösungsorientierung

Man kann als provokativer Berater leider nicht sagen: Erst definiere ich ein Ziel. Dann setze ich diese Provokation ein, dann die nächste, dann die übernächste und dann noch eine und irgendwann schnüre ich den Sack zu und habe ein greifbares und klares Ergebnis. Wir definieren zu Beginn einer Beratung kein konkretes Ziel, das der Klient oder die Klientin in dieser Stunde erreichen soll. Das einzige Ziel ist es, den Klienten emotional zu berühren und ihn somit aus seiner festgefahrenen Problemtrance herauszubekommen und seinen emotionalen Widerstand gegen die Selbstschädigung zu stärken. Dann ist die Chance groß, dass der Klient sein Leben neu ordnet und wieder selbst in die Hand nimmt.

Der provokative Berater hat weder ein konkretes Ziel vor Augen, noch verfolgt er eine konkrete Strategie, sondern entscheidet die ganze Zeit und in jedem Moment neu, was er als Nächstes sagen und tun wird. Er schießt in den Busch und schaut, ob ein Hase herausspringt. Springt keiner heraus, versucht er etwas Neues. Dazu braucht er, neben dem unerläss-

29 Siehe Kapitel »Ziel- und Lösungsorientierung«.

lichen L von LKW – dem Liebevollen – die ungeteilte Konzentration auf den Klienten. Er braucht eine wache Wahrnehmung, die ihm hilft, sehr genau hinzuschauen, was der Klient ihm anbietet. Klienten spüren das und fühlen sich weit mehr im Zentrum der Aufmerksamkeit und der Wertschätzung, als wenn der Berater einen vorgefertigten Standardablauf aus dem Hut zieht und ein festes Ziel vorgibt.

Wir wollen vorher auch nicht wissen, worum es geht. Das ist sowohl für die Klienten als auch die Berater ungewohnt. Die Klienten würden uns am liebsten vor der ersten Stunde eine lange Email schreiben oder mit uns telefonieren, um uns ihr Thema ganz genau begreiflich zu machen. Als provokativer Berater wollen wir aber vorher keine Details wissen, auch um uns selbst davor zu bewahren, Monohypothesen zu bilden, an denen wir dann kleben bleiben. Auf diese Weise sind wir zu Beginn der Sitzung total unvoreingenommen und mit der Aufmerksamkeit im Hier und Jetzt direkt beim Klienten. Auch hier helfen die Techniken aus dem Improvisationstheater[30].

Das klingt für Sie jetzt vielleicht so, als ob der provokative Berater ohne Ziel und Lösung durch die Gegend taumelt. Dem ist nicht so. Die provokative Arbeit ist äußerst ziel-und lösungsorientiert. Ziel und Lösung werden jedoch nicht vom Berater vorgeschlagen oder systematisch erarbeitet, sondern sie sind ausschließlich Sache des Klienten. Sie entwickeln sich Schritt für Schritt, wenn in den Beratungsstunden die Weichen neu gestellt werden. Und manchmal erfährt man als Berater weder die genaue, neue Zielrichtung des Klienten, noch seine Lösung, was für die eigene Neugier und das Selbstwertgefühl schmerzlich ist, da man sich nicht wegen des tollen Beratungsergebnisses auf die eigene Schulter klopfen kann. Wir ermutigen die Klienten, uns eine E-Mail zu schreiben, wenn die Depotwirkung der jeweiligen Sitzung ihre Wirkung entfaltet

30 Siehe Kapitel »Der Bezug zum Improvisationstheater«.

hat. Viele tun es. Manchmal bekommen wir sehr schnell, gelegentlich auch erst nach ein paar Wochen oder sogar Monaten Mails, in denen die Klienten schreiben, was sich aufgrund von manchmal einer einzigen Stunde alles getan hat.

Wenn – was wir häufig erleben – die Kehrtwendung und der Marsch in eine neue Richtung nach nur einer Beratungsstunde geschieht, könnte das für den Berater aus ökonomischen Gründen gewöhnungsbedürftig sein, denn er befürchtet, dass er ständig neue Klienten braucht. Es spricht jedoch nichts dagegen, die Klienten noch eine Zeit lang auf dem neuen, ungewohnten Weg zu begleiten. Selbstsabotage ist nicht eindimensional, sondern sehr vielschichtig, und neue Stolpersteine, die nach einem Richtungswechsel auf ungewohntem Gelände auftauchen, können Stück für Stück provokativ entmachtet werden. Je mehr mögliche Hindernisse, die auf dem neuen Weg auftauchen könnten, der Berater aufzählt und genüsslich ausschmückt, umso besser. Wir verabreden allerdings sehr selten nach einer Stunde sofort die nächste, sondern sagen den Klienten in der Regel: »Lassen Sie diese Sitzung erst einmal wirken und melden Sie sich, wenn Sie einen weiteren Anstoß brauchen, zum gleichen Thema oder zu einem anderen.« Viele Klienten tun das. Manche schneller, manche mit größeren Zeitabständen.

4.4 Körperliche Berührungen

Bei der provokativen Arbeit entsteht durch die gebündelte Aufmerksamkeit auf die Klienten eine starke Nähe zu ihnen. Das wird noch dadurch unterstützt und gefestigt, dass wir sie häufig kurz mal anstupsen oder ihnen die Hand auf den Arm legen. Das führt in den Seminaren zur immer gleichen Frage: »Ist das denn erlaubt?« Es gilt in der Psychotherapie als ehernes Gesetz, dass man die Klienten um Erlaubnis bitten muss, wenn man sie berührt, weil man damit angeblich in ihre Intimsphäre eindringt – selbst wenn es sich nur um ganz kleine Berührungen handelt. Farrelly pflegte zu sagen: »Wer den Unterschied nicht kennt zwischen einer kleinen, freundlichen Berührung und dem Griff in die Intimregionen, sollte Berührungen besser lassen.«

Es ist nachgewiesen, dass Menschen ein Bedürfnis nach Berührung haben und dass sich positive und heilende Effekte einstellen, wenn sie in wohlmeinender Absicht berührt werden. Von dieser ziemlich neuen Erkenntnis haben wir erst kürzlich nach Jahrzehnten der spontanen und intuitiven Berührung von Klienten erfahren.[31] Wir machen es einfach, weil es sich anbietet, weil wir keine Scheu vor freundlichen Berührungen haben und weil wir festgestellt haben, dass es den guten Draht zum Klienten noch verstärkt. Angeeckt sind wir damit noch nie.

Wenn Sie jemand sind, dem Berührungen mit fremden Menschen unangenehm sind und der lange braucht, bis er Körperkontakt zu jemanden herstellt – sei es bei einer Begrüßung, Verabschiedung oder im Gespräch –, dann lassen Sie es bleiben. Denn sonst wird es eine Masche, die nicht zu ihnen passt und die beim Klienten genauso verkrampft ankommt, wie sie eingesetzt wurde. Bleiben Sie Sie selbst, auch wenn Sie provokativ arbeiten.

4.5 Das Einüben von Verhaltensweisen

Wenn der Provokative Ansatz keine Geisteshaltung, sondern eine Technik wäre, eine Masche mit Rezepten und konkreten, genauen Anweisungen für jede Störung, könnte und müsste man mit dem Klienten üben. Er müsste die Anweisungen immer wieder ausführen, wie Skispringer oder Standardtänzer, die die Abläufe trainieren, bis sie sie wie im Schlaf durchführen können.

---

31 Seit Neuestem treffen sich Menschen (und bezahlen dafür), um sich gegenseitig ohne erotische Aufladung zu berühren. Danach fühlen sie sich deutlich besser.

Manche Kommunikationstrainer versuchen, ihren Seminarteilnehmern beizubringen, anders zu stehen, sich anders zu bewegen und anders zu reden, um als Redner oder Führungskraft erfolgreicher zu werden. Das funktioniert nur, wenn es bei den Lernenden irgendwann emotional »klick« macht, d. h., wenn ihre Haltung dazu auch anders wird. Wenn sie einen Klienten ohne ihn emotional zu erreichen dazu anhalten, ein neues Verhaltensmuster immer wieder durchzuführen, damit es dann zur Gewohnheit wird und er es in seinen Alltag integriert (wie es die Verhaltenstherapie ursprünglich erhoffte), wird er auch nach der hundertsten Wiederholung so schnell wie möglich damit aufhören, wenn er es nicht mehr durchführen *muss*.

In den Anfängen der Verhaltenstherapie, als das Emotionale in die Black Box verbannt wurde, weil es nicht konkret greifbar war, führte das zu ebenso ernst gemeinten wie absurden Anweisungen wie z. B. der, dass man einem Mann mit Paarproblemen riet, sich einen Wecker in die Hosentasche zu stecken, der ihn alle paar Stunden mahnt, seiner Frau zu sagen, dass er sie liebt. Wenn der Mann seine Frau liebt und plötzlich emotional begreift, dass es ihr und ihm guttut, wenn er es ihr auch gelegentlich sagt, wird er das auch ohne Klingel tun. Wenn der Mann seine Frau nicht liebt oder es aus anderen Gründen für überflüssig hält, es ihr zu sagen[32], und es nur sagt, sobald der Wecker klingelt, wird er es ohne Klingel sofort vergessen. Und selbst wenn er vielleicht, wie der Pawlowsche Hund, nach der hundertsten Wiederholung auch ohne Klingel mechanisch »Ich liebe dich« sagt, wird er die erhoffte Wirkung damit nicht erzielen. Reines Üben ohne emotional geladenes Motiv ist also nicht nur mühsam und langwierig, sondern auch sinnlos.

Es ist wie beim Sport: Jeder weiß inzwischen, dass es gesund ist, sich jeden Tag zu bewegen. Wer unter Zwang täglich ein Sportprogramm absolviert, das ihm verhasst ist, wird sofort

32 Viele Männer verfahren ja – sehr zum Kummer ihrer Frauen – nach dem Grundsatz: »Ich sag es dir einmal zu Beginn, und wenn sich was ändert, werde ich es dir mitteilen!«

damit aufhören, wenn der Zwang wegfällt. Wer es tut, weil der Arzt gesagt hat, dass er sonst demnächst tot umfällt, macht es so lange, bis der Arzt Entwarnung gibt. Wer Sport macht, weil er die Bewegung liebt und sich schlecht fühlt, wenn er als Couch-Potato herumhängt und immer fetter wird, wird den Sport beibehalten. Auch Sportler werden nur wirkliche Meister ihres Fachs, wenn sie emotionale Leidenschaft mitbringen für das, was sie tun. Niemand wird ein guter Skispringer oder Tänzer, wenn es ihm keinen Spaß macht, auch wenn er millionenfach den Ablauf übt. Er wird höchstens Mittelmaß erreichen.

Wenn beim Klienten der richtige emotionale »Knopf« gedrückt und sein emotionaler Widerstand gegen seine Selbstsabotage geweckt wurde, ändert sich die Wegstrecke und die Veränderung wird ein Selbstläufer. Es sind keine hundert Wiederholungen nötig, um das zu festigen, denn die Weichen wurden umgestellt, und es geht weiter in einer neuen emotionalen Richtung. Das setzt Energien frei. Neue Einfälle kommen, können getestet und, wenn sie brauchbar sind und emotional Sinn ergeben, beibehalten werden. Neue Richtungen müssen auch nicht sofort die *genau richtigen* sein. Zum Lernen gehört es auch, dass man Unsicherheiten aushält und herumprobiert.

5 Einige provokative Werkzeuge

Die hier vorgestellten Interventionsmöglichkeiten sind provokative Basiswerkzeuge[33], die alle die beiden wesentlichen Elemente der provokativen Arbeit enthalten: den relativierenden Humor, der den Klienten entspannt, und die provokative Herausforderung, die den Widerstand des Klienten in die »richtige« Richtung hervorruft – also gegen die Selbstschädigung und nicht gegen den Berater. Wie wir schon ausgeführt haben, wird bei diesen Werkzeugen keine feste Abfolge von Interventionen vorgegeben, die linear abgearbeitet werden müssen, sondern sie zeigen verschiedene Richtungen, in denen man sich gedanklich dem Problem nähern kann.

5.1 *Differenzierungen provozieren*

Übertreibungen bis hin zum Absurden machen das Kontraproduktive der Selbstschädigung für den Klienten deutlich erkennbar.

Klienten urteilen und denken über ihr Problem häufig schwarzweiß und sehr stark vereinfacht. Es gibt keine Grautöne. Üblicherweise bemüht sich der Berater zu differenzieren, wenn der Klient mit seinen Pauschalaussagen kommt (z. B. »Alle Männer sind Schweine!«, »Meine Schwiegermutter ist ein böses Monster«, »Ich bin völlig wertlos« usw.). Als provokativer Berater werden wir noch pauschaler als die Klienten und verwenden dafür Stereotype und sehr globale, undifferenzierte Aussagen. Unsere Sätze beginnen mit Worten wie »alle, immer, keiner, nie«. Wir entgegnen z. B. einer Klientin, die in der Paarberatung über Männer im Allgemeinen und ihren eigenen im

33 Weitere Werkzeuge werden in unseren anderen Publikationen beschrieben (Höfner 2016b; Cordes 2017).

Besonderen herzieht: »Außer Jesus und Buddha gab es *noch nie* einen anständigen Mann!«, »Nicht nur ihrer, *alle* Männer popeln *immer* in der Nase«, »*Alle* Männer pinkeln *jedes Mal* auf die Klobrille« usw., anknüpfend an das, worüber sie sich jeweils beschwert hat. Und ihrem Mann, der sich über Frauen im Allgemeinen und seine im Besonderen beschwert, teilen wir fröhlich mit: »*Alle* Frauen nörgeln *ständig und lebenslang* an ihren Männern herum«, »*Alle* Frauen sind nachtragend«, »*Alle* Frauen wollen *immer und ununterbrochen* reden, vor allem über ihre Beziehung« usw.

Sehr ergiebig ist es auch, sich persönliche Schwächen der Klienten vorzunehmen, mit denen man ihren Widerstand kitzeln kann: »In Ihrem Alter ist absolut keine Veränderung mehr möglich!«, »Das ist bei Ihnen ein genetischer Defekt!«, »Sie als blonde Frau sind einfach zu doof, um sich zu verändern«, »Sie sind für eine Veränderung definitiv zu alt«. Das Letztere kann man übrigens für jede Altersklasse behaupten, denn laut Sigmund Freud ist die Persönlichkeitsentwicklung im Alter von sechs Jahren abgeschlossen. Das teilen wir den Klienten bereitwillig mit.

Wenn wir diese Globalisierungen und Stereotype verwenden, gibt das nicht unsere persönliche Meinung wieder, sondern wir vermuten, dass die Klienten in diese Richtung denken und fühlen oder so denken und fühlen könnten. Mit unseren Überzeichnungen katapultieren wir sie aus ihrem Schwarz-Weiß-Denken und provozieren sie zur Klarstellung und Differenzierung. Dabei übertreiben wir so lange und extrem, bis der Klient nicht mehr zustimmt und »ja, genau!« sagt, sondern widerspricht. Wir schaufeln also so lange Kohlen ins Feuer, bis auch der Klient unsere Behauptungen als übertrieben empfindet. Manchmal erfordert das einige Fantasie, denn die schwarz-weißen und sehr emotionalen Überzeugungen des Klienten sind oft bereits so extrem, dass ihm unsere Überzeichnungen bis zu einem gewissen Grad ganz normal vorkommen.

Manchmal fragen wir mehrfach nach – so, als ob wir den Klienten noch nicht richtig verstanden hätten. Je »dämlicher«

wir uns dabei stellen, umso klarer und differenzierter wird der Klient. Wenn die Verwirrung des Klienten einen bestimmten Punkt erreicht hat, fragen wir gerne: »Und was genau ist jetzt Ihr Problem?« Häufig fragt sich der Klient das zu diesem Zeitpunkt bereits selbst und kann es nicht mehr beantworten.

Eine weitere Möglichkeit, den Klienten zur Differenzierung anzuregen, ist das absichtliche Missverstehen, wobei man neue Aspekte ins Spiel bringt, die die Aussagen des Klienten in noch absurdere Zusammenhänge stellen. Es veranlasst ihn sofort, uns zu korrigieren und das Missverständnis aufzuklären.

Ein Beispiel: Eine Klientin ist unzufrieden mit ihrer erwachsenen Tochter. Diese habe seltsame eigene Meinungen, die von ihr, der Mutter, zwar toleriert, aber nicht gutgeheißen würden. Es stellt sich heraus, dass die Tochter mit 22 Jahren bereits eine Berufsausbildung abgeschlossen hat und jetzt Jura in einer anderen Stadt studiert. Die Klientin findet ihre Tochter zu angepasst und zu wenig mutig. »Sie soll endlich fliegen lernen!«, sagt sie. »O ja!«, bekräftigen wir ihre Haltung, »ein fürchterliches Kind! Dieses Mädchen ist ja eine richtig langweilige Streberin. Eine, die keiner mag und die in der Schule von den Mitschülern in den Papierkorb gestopft wurde. Es muss furchtbar für Sie sein, so ein angepasstes, fades Kind zu haben, wo Sie doch viel lieber eine wilde Draufgängerin zur Tochter hätten! Können Sie sie nicht zur Adoption freigeben? Es gibt bestimmt kinderlose Eltern, die froh sind über so eine Langweilerin, die keinen Ärger macht!« Mit entsetzten, großen Augen versichert die Klientin daraufhin, wir hätten das völlig falsch verstanden, sie liebe ihre Tochter über alles. Diese sei ein wunderbarer Mensch, erfolgreich, gut aussendend, beliebt und zielstrebig. Wie wir auf so eine absurde Idee verfallen könnten, sie könne sie hergeben wollen!!!

Das alles ist politisch absolut inkorrekt und fällt den zur Differenzierung erzogenen Praktikern im Allgemeinen zunächst recht schwer. Aber auch die stellen bald fest: Es funktioniert – und macht allen Beteiligten Spaß.

5.2 Den Esel am Schwanz ziehen oder: Zeige Begeisterung für das Symptom!

> Der Widerstand des Klienten gegen seine eigene Selbstschädigung provoziert man, indem man ihm mehr Recht gibt, als ihm lieb ist.[34]

Menschen sind bockig. Gutes Zureden weckt Widerstand[35] und wird oft als oberlehrerhaft empfunden. Der Widerstand richtet sich sofort gegen denjenigen, der einem gut zuredet, und man sucht Argumente, die ihn widerlegen sollen. Das gilt auch für Klienten, die ja eigentlich dafür bezahlen, dass sie gute Ratschläge bekommen – aber sie wollen trotzdem nicht belehrt werden. Der Klient spürt bei Belehrungen den erhobenen Zeigefinger und richtet den Widerstand gegen den Oberlehrer. Das eigene Verhalten, auch das selbstschädigende, wird dann in Schutz genommen und eher gefestigt.

Wenn wir provokativ arbeiten, reden wir dem Klienten nicht gut zu, sein Problemverhalten zu lassen, sondern wir zäumen den Gaul von hinten auf. Es gibt eine kleine Anekdote über Milton Erickson[36], die eine schöne Metapher dafür ist, wie wir den Widerstand in eine produktivere Richtung lenken können. Erickson wuchs auf einer Farm auf und beobachtete als kleiner Junge, wie sein Vater versuchte, einen Esel am Halfter in den Stall zu ziehen. Der Esel dachte überhaupt nicht daran. Er stemmte alle vier Beine in den Boden und blieb vor dem Stall stehen. Nichts half. Der Esel ging einfach nicht hinein. Da kam dem kleinen Milton eine Idee. Er ging von hinten an den Esel heran und zog ihn am Schwanz, worauf das Tier mit einem Satz in seinen Stall sprang.

Wir können den Esel sehr wirkungsvoll am Schwanz ziehen, wenn wir über den sekundären Krankheitsgewinn des Klienten

34 Dieses Werkzeug ist *der* Basisklassiker und wird daher auch in unseren anderen Publikationen beschrieben.

35 Siehe Kapitel »Der Widerstand des Klienten«.

36 Milton Erickson gilt als »Vater« der klinischen Hypnotherapie, war aber auch sehr provokativ.

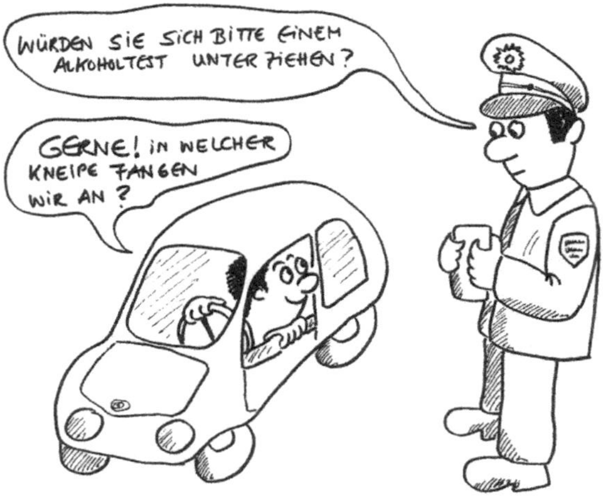
WÜRDEN SIE SICH BITTE EINEM ALKOHOLTEST UNTERZIEHEN?
GERNE! IN WELCHER KNEIPE FANGEN WIR AN?

spekulieren und uns dafür begeistern. Was hat er von seinem selbstschädigenden Verhalten? Wir zählen möglichst viele dieser Vorteile auf und raten ausdrücklich von Veränderungen ab. Wir machen also genau das Gegenteil dessen, was man normalerweise tun würde. Wenn wir ausreichend übertreiben, entsteht sehr schnell ein emotionaler Widerstand gegen das selbstschädigende Denken, Fühlen und Verhalten, ohne dass wir den moralischen Zeigefinger erheben müssen. Die destruktiven Energien des Klienten, die er bisher zur Aufrechterhaltung seiner Symptomatik verwendet hat, werden in eine andere, produktive Richtung gelenkt.

Ein Beispiel: Eine Klientin kommt und beklagt sich über ihre Ehe und vor allem ihren Mann. Sie macht ihn die ganze Zeit schlecht und zählt nur negative Seiten von ihm auf. Wenn man ernsthaft mit der Klientin über ihren Mann reden würde, würde man versuchen zu differenzieren und vermutlich Folgendes sagen: »So schlecht kann der doch gar nicht sein. Er hat bestimmt auch positive Seiten. Sie haben ihn ja mal geliebt. Versuchen Sie, sich doch mal daran zu erinnern!« usw. Das nennt man

Anknüpfen an die Ressourcen. Die Klientin zieht einen anderen Schluss und glaubt, das wir sie nur noch nicht richtig verstanden hätten. Sie sucht dann nach weiteren Argumenten, die beweisen sollen, wie sehr sie unter diesem Monster von Mann leidet.

Wenn wir den Esel provokativ am Schwanz ziehen, geben wir ihr mehr Recht, als ihr lieb ist, und sagen z. B.: »Der Typ ist wirklich das Allerletzte. Wie können Sie mit so einem Totalversager überhaupt noch zusammen sein? Er kann ja wirklich gar nichts. Wo haben Sie den denn gefunden? Sie müssen ja total geistig umnachtet gewesen sein, als Sie sich ausgerechnet den ausgesucht haben. Offensichtlich haben Sie lausige Auswahlkriterien« usw. Natürlich glauben wir auch hier nicht, was wir sagen. Wir kennen den Mann nicht und übernehmen nur in stark übertriebener Form das, was die Klientin denkt und fühlt oder denken und fühlen könnte. Dadurch versuchen wir, die Aufmerksamkeit der Klientin in die Gegenrichtung zu lenken, sodass sie dieses überzeichnete Bild, das wir entworfen haben, entschärft, und irgendwann sagt: »Nein, so schlimm ist er nicht!« Manchmal muss man allerdings sehr stark übertreiben, bis die Klientin einem nicht mehr zustimmt, sondern widerspricht. Wenn das gelingt, denkt, fühlt und sagt sie möglicherweise zum ersten Mal seit Monaten oder Jahren etwas Nettes über ihren Mann. Das ist weit wirkungsvoller, als wenn wir es gesagt hätten. Und wenn sie trotz der Überzeichnungen nichts Nettes mehr bezüglich ihres Mannes empfindet, ist das ja auch eine wertvolle Erkenntnis, aber eine, die von ihr selbst kommt, und nicht eine, die wir ihr aufdrücken.

5.3 Die Sündenbocktechnik

Die Sündenbocktechnik ist ein Sonderfall der Begeisterung für das Symptom. Sie befreit den Klienten aus der Opferhaltung und gibt ihm die Verantwortung für sein Leben zurück.

Viele Klienten sehen sich als Opfer. Äußere Umstände und andere Menschen sind schuld daran, dass es ihnen so schlecht geht. Das begann schon mit den völlig unzureichenden Erziehungsmethoden und dem fehlenden Verständnis durch die Eltern, und zieht sich durch ihr Leben, in dem sie immer zu kurz gekommen sind. Andere Menschen oder Schicksalsschläge haben sie unverhältnismäßig hart getroffen. All das kann eine wunderbare Entschuldigung dafür sein, dass sie nichts ändern, weil sie ja nichts dafür können.

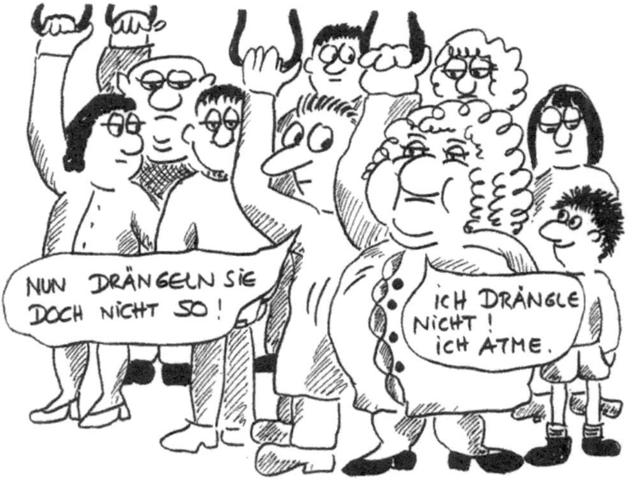
NUN DRÄNGELN SIE DOCH NICHT SO!
ICH DRÄNGLE NICHT! ICH ATME.

Es ist wichtig, an dieser Stelle noch mal darauf hinzuweisen, dass wir die Traumata der Klienten nicht lächerlich machen.[37] Wir persiflieren nur die Opferhaltung, also das, was die Klienten aus ihren Erlebnissen ableiten, um sich nicht ändern zu müssen. Damit machen sie sich zum Opfer und geben sowohl die Verantwortung als auch streckenweise die Kontrolle über ihr Leben aus der Hand.

Als provokative Berater begeistern wir uns für die einseitige Sichtweise des Klienten, der alle Verantwortung für seine Schwierigkeiten weit von sich weist. Wir geben ihm Recht, übernehmen seine Anschuldigungen und schmücken sie aus.

37 Siehe Kapitel »Das K - der Humor«.

Wir leugnen komplett seinen Eigenanteil am Problem und schieben die Schuld am Übel ganz und gar auf andere Menschen, seine Lebensumstände oder seine genetische Ausstattung. All das lässt sich ja leider nicht ändern, wie wir wissen. Meistens fangen die Klienten relativ schnell an, ihre eigenen pauschalen Ansichten zu relativieren und den Anteil zu erkennen, den sie zur Aufrechterhaltung ihres Problems beitragen.

Ein Beispiel: Ein Mann Mitte dreißig kommt zu einer Coachingstunde in unsere Praxis. Er sucht einen neuen Job, aber bei Vorstellungsgesprächen kommt er nie über die erste Runde hinaus. Er beklagt sich ausgiebig über andere, die blöden Chefs, die ihn nicht einstellen, seine Mutter, die ihn zu einer falschen Berufswahl gedrängt hat, seine Kinder, die ihm keine Zeit lassen, sich vernünftig vorzubereiten, usw. Dabei wirkt er ziemlich überheblich und rechthaberisch. Wir stimmen ihm sofort zu und sagen ihm, dass er der einzige Mensch ist, der weiß, wie es geht. Er ist leider nur von Knalltüten umgeben, die keine Ahnung von gar nichts haben. Das schmücken wir begeistert aus. Er beginnt zunehmend zu widersprechen, und am Ende der Stunde sagt er verwirrt: »Ich dachte, ich kriege handfeste Tipps von Ihnen, und merke jetzt, dass das hier nicht so läuft. Ich muss wohl selbst was verändern!«

Einige Wochen später rief er uns an und sagte, er wäre in einem Vorstellungsgespräch zum ersten Mal seit Langem eine Runde weiter gekommen.

5.4 *Vor- und Nachteile auf den Kopf stellen*

Eine effiziente Ergänzung der Begeisterung für das Symptom ist die Übertreibung der Nachteile, die sich ergeben, wenn der Klient sich ändert und seine Symptomatik aufgibt.

Es liegt auf der Hand, dass selbstschädigendes Verhalten nicht nur Vorteile, sondern auch Nachteile hat. Wenn wir *nicht* provokativ arbeiten, betonen wir meist ausdrücklich, welche gravierenden Nachteile eine Symptomatik hat und wie viel besser es sei, das Symptomverhalten aufzugeben, um diese Nachteile loszuwerden. Das kann als oberlehrerhaft empfunden werden und den Widerstand des Klienten gegen den besserwisserischen Berater wecken.

Als provokative Berater drehen wir das Ganze um. Wir schwärmen für die Vorteile des selbstschädigenden Verhaltens und verharmlosen die Nachteile, die sich daraus ergeben, als völlig unerheblich und unwichtig. Zu diesem Abwiegeln neigt auch der Klient, und wir geben ihm übertrieben recht, indem wir die Nachteile als totale Nebensache abtun. Aber da sie erwähnt wurden, stehen sie im Raum, sodass der Klient sie plötzlich deutlicher wahrnehmen kann. Das weckt bei ihm Widerstand gegen sein schädliches Verhalten.

Beispiel: Eine reiche Klientin, die ihre Tage mit Frisörbesuchen, Yogastunden, Personaltrainer und Besuchen im Nagelstudio verbringt, entwickelt depressive Verstimmungen und erwägt, sich wieder beruflich zu engagieren. Wir raten ihr, bei ihrem bisherigen Leben zu bleiben und schwärmen davon, wie wunderbar es ihr damit geht. Das faule Luxusleben hätte zwar den kleinen Nachteil gelegentlicher Depressionen, aber das ist eben der kleine Preis, der überhaupt nicht ins Gewicht fällt.

Das Erwähnen der Nachteile verhindert auch, dass die Klienten unsere provokative »Begeisterung« für ihre Symptomatik und deren Vorteile als Bestätigung ihrer Problemdefinition deuten. Diese Gefahr besteht vor allem, wenn der Berater beim Esel-am-Schwanz-Ziehen nicht ausreichend übertreibt und die Klienten sich nur bestätigt, aber nicht herausgefordert fühlen. Sie glauben dann, sie hätten jetzt »den Segen von oben«, um weiterzumachen wie bisher.

Weiterhin übertreiben wir beim Vor-und-Nachteile-auf-den-Kopf-Stellen die Nachteile, die sich zwangsweise einstellen, wenn der Klient *sich ändert und seine Symptomatik aufgibt.*

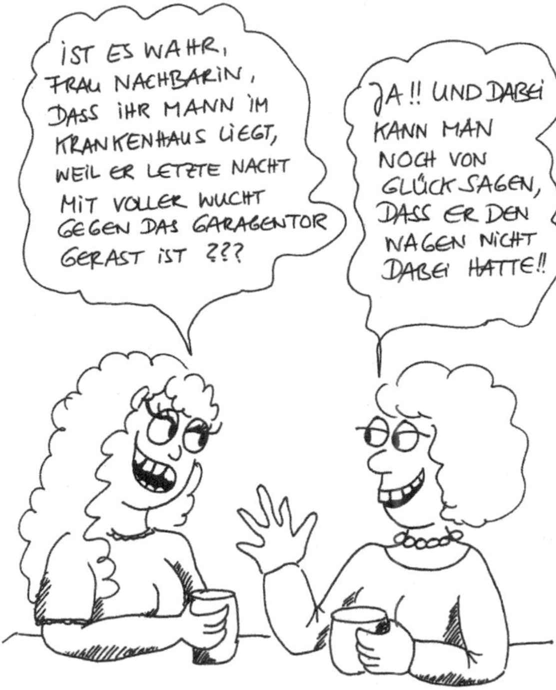
IST ES WAHR, FRAU NACHBARIN, DASS IHR MANN IM KRANKENHAUS LIEGT, WEIL ER LETZTE NACHT MIT VOLLER WUCHT GEGEN DAS GARAGENTOR GERAST IST ???
JA!! UND DABEI KANN MAN NOCH VON GLÜCK SAGEN, DASS ER DEN WAGEN NICHT DABEI HATTE!!

Damit fühlt er sich verstanden, denn die Befürchtungen, die er bei einer Veränderung hat, sind ja keineswegs aus der Luft gegriffen, sondern haben reale Grundlagen. Sie fordern seine Wachstumsbremsen heraus, und er muss Abschied nehmen von manchem geliebten Aspekt seiner Persönlichkeit, den er für unverzichtbar hält. Er muss sich anstrengen und mutiger werden.[38] Deshalb ist es unerlässlich, dass der provokative Berater auch hier sehr übertreibt und die Nachteile der Veränderung stark aufbläst, damit der Klient dessen Reden nicht für bare Münze nimmt und sich nicht in seinen Befürchtungen bestätigt fühlt. Dank der Übertreibungen bis zum Absurden kann

38 Siehe Kapitel »Das W - das Weltbild und die Wachstumsbremsen«

der Klient darüber lachen und seinen Widerstand entspannt gegen seine eigene Selbstsabotage lenken.

In unserem Beispiel sagen wir der Luxusklientin im nächsten Schritt, dass sie mit gravierenden Nachteilen zu rechnen habe, wenn sie tatsächlich wieder berufstätig werden sollte: Sie müsste jeden Tag früh aufstehen, hätte keine Zeit mehr, sich um ihre Schönheit zu kümmern, käme nicht mehr zum Sport, und ihr Nagellack würde abblättern. Der kleine, unwichtige Vorteil wäre natürlich, dass sie nicht mehr das Gefühl haben müsste, ihr Leben zu verplempern. Auch ihre Depressionen würden wahrscheinlich verschwinden. Das wöge den Stress aber niemals auf, den sie sich durch einen Job aufhalsen würde.

Wir verhalten uns bei dieser Vorgehensweise wie ein guter Autohändler, der weiß, dass Dinge, die runtergespielt werden, neugierig machen und den Widerspruchsgeist wecken. Ein guter Gebrauchtwagenverkäufer führt uns in seinen Ausstellungsraum und sagt: »Dieses rote Auto ist wunderbar für Sie. Es hat genau Ihre Farbe, es ist schnell und schnittig, hat einen leistungsstarken Motor und das neueste und beste Fensterglas. Das blaue Auto daneben wäre auch sehr gut für Sie geeignet. Das weiße Auto hier ist nichts für Sie, aber das schwarze dort drüben kommt ebenfalls wunderbar in Frage.«

Und nun raten Sie mal: Welches Auto interessiert uns sofort am meisten? Richtig: das weiße. Wir wollen einfach selbst entscheiden, ob etwas so gänzlich unwichtig ist, wie es behauptet wird.

Ein weiteres Beispiel: Ein übergewichtiger Klient möchte abnehmen, kann sich beim Essen aber nicht beherrschen und wird immer dicker. Wir zählen ihm im ersten Schritt alle Vorteile seines negativen Verhaltens auf, z. B.: »Dieses viele Essen ist doch toll. Dieser Genuss, wenn Sie ein riesiges Schnitzel mit Pommes vertilgen und sich im Anschluss noch eine fette Torte gönnen. Eine Wonne! Und dazu eine Flasche guten Wein. Herrlich! Das schmeckt doch super und macht sehr, sehr glücklich!« Dann spielen wir umgehend die Nachteile des übermäßigen Essens herunter, indem wir z. B. sagen: »Der kleine Nachteil ist zwar, dass Sie vermutlich nicht alt werden, weil Ihre Organe verfetten und Sie Diabetes bekommen und früh an einem Herzinfarkt sterben. Aber das ist doch nun wirklich nebensächlich! Dafür haben Sie vorher so richtig gelebt und das Leben in vollen Zügen genossen.« Und dann spielen wir noch die Vorteile des neuen Verhaltens herunter, indem wir z. B. sagen: »Wer will schon als Hungerhaken 90 werden! Mögen Sie etwa diese gruseligen, dürren alten Menschen?«

5.5 Das Offensichtliche ansprechen

Der Berater bleibt im Hier und Jetzt und vergisst seine Strategien. Er spricht Dinge aus, die normalerweise unter Verschluss gehalten werden, und macht sie sichtbar.

Sowohl für einen gerade frisch ausgebildeten Berater, der neue Techniken möglichst richtig ausführen möchte, als auch für einen »alten Hasen«, der einen prall gefüllten geistigen »Requisitenraum« hat, besteht die Gefahr, dass er sehr schnell in seinen Strategiespeicher geht und in seinem Hirn nach einer geeigneten Vorgehensweise und einem passenden Ziel für den Klienten kramt. Dadurch verliert er den Klienten leicht aus den Augen, und ihm entgehen wertvolle Hinweise, sowohl verbale als auch vor allem nonverbale Signale. Ausgefeilte Strategien können nützlich und wertvoll sein, und man kann sie sich abends im Lehnstuhl ausmalen. Im Moment der provokativen Beratung sind sie eher hinderlich.[39]

Wenn wir eine provokative Sitzung beginnen, sind wir vom ersten Moment an komplett in der Gegenwart und beim Klienten. Alle Antennen stehen auf Empfang, alle Sinne sind ein-

39 Von C. G. Jung wird berichtet, er habe den Therapeuten geraten: »Male dir allerlei Strategien und Vorgehensweisen aus, aber wenn du zum Patienten gehst, vergiss das Textbuch!«

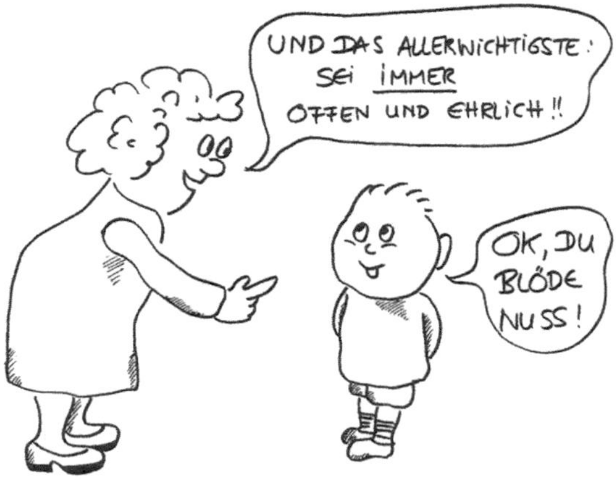
UND DAS ALLERWICHTIGSTE:
SEI IMMER
OFFEN UND EHRLICH!!
OK, DU
BLÖDE
NUSS!

geschaltet und die Wahrnehmung geschärft. Das stärkt den guten Draht zum Klienten, denn er fühlt sich im Zentrum der Aufmerksamkeit. Wir gehen von Anfang bis Ende jeder Stunde von Satz zu Satz vor, schießen immer wieder in den Busch und beobachten, ob eine Reaktion kommt.[40] Kommt eine, machen wir genau an dieser Stelle weiter. Reagiert der Klient oder die Klientin nicht, versuchen wir etwas anderes.

Für unsere provokativen Unterstellungen und Übertreibungen ist es erforderlich, die Implikationen hinter den Reden des Klienten zu erkennen, also weniger darauf fixiert zu sein, *was* der Klient sagt, als darauf zu achten, *wie* er es sagt. Schon wenn der Klient unsere Praxis betritt, bekommen wir unendlich viele Informationen: Begrüßt er uns mit einem Händedruck, der an einen toten Fisch erinnert, oder zerquetscht er uns fast den Mittelhandknochen? Kommt er unterwürfig hereingeschlichen oder tritt er auf wie ein König, der uns, seine bezahlten Lakaien, anweist, Dienstleistungen auszuführen. All das registrieren wir, sprechen es möglichst umgehend und ohne jeden Vorwurf aus und verknüpfen es mit der Problematik des Klienten. Diese ebenso freundlichen wie deutlichen

40 Siehe Kapitel »Der Ablauf einer Beratungsstunde«.

Rückmeldungen helfen dem Klienten, nicht nur seine individuellen Schwierigkeiten zu sehen, sondern auch die Wirkung auf sein persönliches Umfeld zu beachten. Dadurch bekommt sein Problem eine neue Dimension.

Wenn wir über das Offensichtliche reden – darüber, was uns am Klienten auffällt –, achten wir nicht nur auf Äußerlichkeiten, die ins Auge fallen, sondern auch auf seine Kommunikationsmuster, auf Kongruenz oder Inkongruenz zwischen dem Problem und dem Gesichtsausdruck bzw. der Körperhaltung beim Erzählen des Problems. Das gibt uns Hinweise auf die Befürchtungen und Ängste, die sowohl hinter der Symptomatik schlummern, als auch hinter der Weigerung, sich zu ändern. Wir fragen uns: Was würde der Klient sagen, wenn er weniger ängstlich oder weniger fixiert oder weniger höflich oder weniger politisch korrekt wäre?

Wir versuchen zu erfassen, was die finstersten Gedanken des Klienten zu seinem Problem sein könnten, und zerren diese an die Oberfläche. Diese dunklen und emotional aufgeladenen Glaubenssätze des Klienten spricht normalerweise niemand aus, und sie sind dem Klienten oft auch nicht voll bewusst. Wir holen dieses geheime Rumoren ans Licht, sprechen es aus und machen Vorschläge (v. a. absurde), was man damit anfangen könnte. Solange wir das wohlwollend und wertschätzend tun, nimmt uns das kein Klient übel. Im Gegenteil. Die Klienten fühlen sich sowohl ertappt als auch ernst genommen und verstanden.

Wenn wir z. B. glauben, dass eine Klientin ihren Mann innerlich komplett verflucht, weil sie stets mit einem Gesichtsausdruck voller Abscheu von ihm spricht, sagen wir z. B.: »Sie finden Ihren Partner wirklich zum Kotzen. Der ist ja auch wirklich unmöglich. Wie kann man so einen miesen Charakter haben wie dieser Bursche!!« Meist folgt irgendwann ein Widerspruch. Wenn kein Widerspruch kommt, lassen wir unserer Fantasie freien Lauf und stellen die Vor- und Nachteile einer solchen negativen Einstellung ihrem Mann gegenüber provokativ total auf den Kopf. Die Klientin findet auf jeden Fall schnell, ungefiltert und ungeschönt heraus, wie sie sich dem Problem (und ihrem Mann) gegenüber wirklich fühlt.

Das Offensichtliche umfasst auch unsere eigenen Gefühle und Assoziationen zum Klienten. Diese beachten wir genau, denn wir gehen davon aus, dass sich unsere Reaktionen weitgehend mit denen anderer Menschen ›da draußen‹ decken. Voraussetzung für die direkte Rückmeldung der eigenen Gefühle ist eine gute eigene Supervision, damit einem nicht persönliche Reaktionen, die mit dem Klienten nichts zu tun haben, unbemerkt ein Bein stellen. Sonst kommt einem womöglich die Aversion gegen eine frühere Mathelehrerin oder einen nervigen ehemaligen Vorgesetzten in die Quere, wenn einem eine ähnlich aussehende Klientin oder ein Klient gegenübertritt.

Ein Beispiel: Eine Klientin berichtet von einem beruflichen Problem. Sie starrt uns dabei die ganze Zeit unverwandt an, sodass uns zunehmend nichts mehr einfällt. Ihr Blick versetzt einen in Trance und man fühlt sich wie ein Kaninchen vor der Schlange. Also sprechen wir genau diesen Blick an und verknüpfen ihn mit dem Problem. Wir sagen: »Es ist toll, wie Sie einen gerade niederstarren. Da fällt einem schon gar nichts mehr ein. Das ist wirklich eine Gabe. Machen Sie das bei anderen Leuten auch so? Wow! Das ist echt beeindruckend!« Der Effekt ist, dass es der Klientin wie Schuppen von den Augen fällt, dass ihr das bei vielen Leuten, auch bei der Arbeit, so geht. Die Menschen hören ihr dann nicht mehr zu, und sie wusste bisher nicht, woran es lag. Es hatte ihr noch nie jemand gesagt. Dadurch, dass wir uns sehr wohlwollend für dieses Verhalten begeistern, fühlt sie sich nicht angegriffen und moralisch belehrt, sondern kann die Rückmeldung annehmen. Und ihr starrer Blick wird im Laufe der Stunde viel weniger starr.

5.6 Bilder verwenden und ausschmücken

Die Verwendung von bildhaften Ausschmückungen gehören mit zum wichtigsten provokativen Werkzeug. Innere Bilder garantieren eine nachhaltige Wirkung, weil sie besser haften als Worte. Der Klient wird Bilder, die den Nagel auf den Kopf getroffen haben, nicht mehr los, auch wenn er das gerne würde.

Wir Menschen denken in Bildern, nicht in Worten (vielleicht geht es Affen, Katzen und Hunden auch so, aber wir können sie leider nicht fragen). Deshalb sind sie so mächtig. Die Fixierung auf Worte kann bei professionellen Beratern dazu führen, dass sie die vor ihrem inneren Auge auftauchenden Bilder nicht mehr zur Kenntnis nehmen oder als unprofessionell abtun. Aber wenn Sie Ihr Augenmerk darauf richten, können Sie sie registrieren und sehr produktiv nutzen.

Bilder bleiben haften und entfalten bei den Klienten eine eigene Dynamik, die nicht aufhört, wenn sie unsere Praxis verlassen. Die Chance, dass den Klienten ein Bild, das wir verwendet haben, wieder einfällt, wenn sie das nächste Mal in ihre Problemsituation kommen, ist groß. Wenn sie dann auch noch darüber lachen können, noch besser, denn die von uns absurd ausgeschmückten Bilder sind meistens mit viel Gelächter verbunden. Das entspannt die Situation zusätzlich und wirft die Klienten aus ihren üblichen Mustern von Ärger, Genervtsein, Schüchternheit usw.

Beim provokativen Arbeiten verwenden wir deshalb möglichst häufig Bilder. Wir beschreiben sie im Detail, erzählen kleine Geschichten dazu oder – wenn wir uns inspiriert fühlen – spielen sie als kleine Szenen vor.[41] Lassen Sie alle inneren Bilder zu, die Ihnen zum Klienten einfallen, und schalten Sie dabei Ihren inneren Zensor aus. Es kann vorkommen, dass Ihnen ein Bild in den Sinn kommt, von dem Sie sich fragen: »Was hat das jetzt mit dem Problem zu tun?«‹ Verwenden Sie

41 Siehe Kapitel »Der Bezug zum Improvisationstheater«.

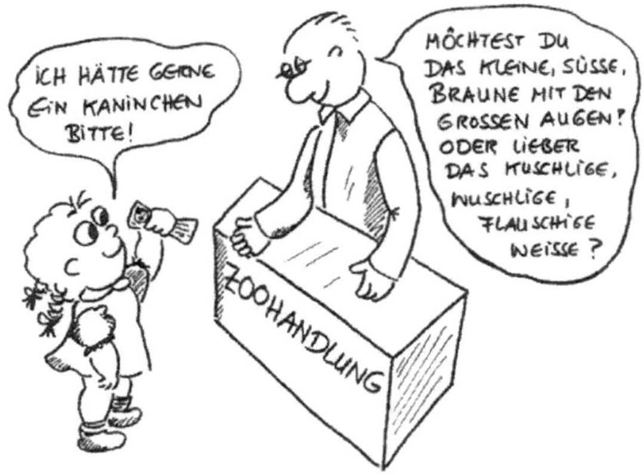
ICH HÄTTE GERNE EIN KANINCHEN BITTE!
MÖCHTEST DU DAS KLEINE, SÜSSE, BRAUNE MIT DEN GROSSEN AUGEN? ODER LIEBER DAS KUSCHLIGE, WUSCHLIGE, FLAUSCHIGE WEISSE?
ZOOHANDLUNG

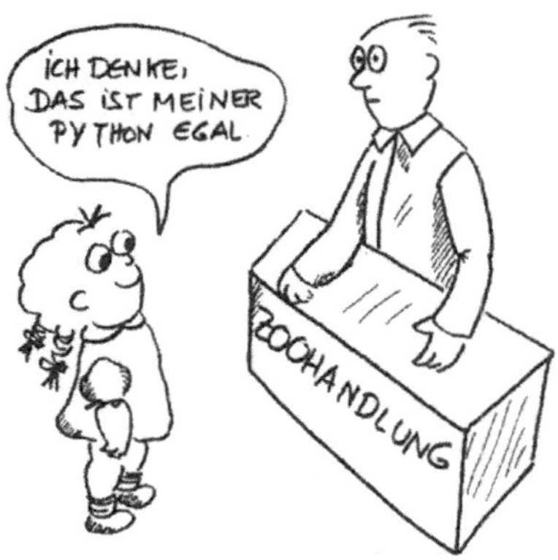
ICH DENKE, DAS IST MEINER PYTHON EGAL
ZOOHANDLUNG

es trotzdem, auch wenn Sie nicht gleich wissen, warum. Häufig ergibt es für den Klienten einen Sinn. Es macht auch nichts, wenn das erste Bild für den Klienten nicht passt. Der Klient wird Ihnen das unmissverständlich signalisieren. Bestehen Sie dann nicht auf Ihrem Bild, sondern probieren Sie einfach das nächste. Sie müssen nur merken, dass es nicht gepasst hat.

Wenn Sie spüren, dass ein Bild trifft, können Sie es immer wieder zur Sprache bringen, es ausschmücken, es von verschiedenen Seiten beleuchten. Machen Sie sich nicht den Druck, ein Dutzend bildhafte Einfälle haben zu müssen. Einer reicht, wenn er sitzt. Die Klienten helfen oft mit und entwickeln ein Bild, das passt, selbst weiter.

Dazu zwei Beispiele:

Beispiel 1: Eine eher schüchterne Klientin mit sehr starkem Harmoniebedürfnis erträgt keine Konflikte – weder im Privatleben noch im Berufsleben. Sie ist dann überfordert und wird noch stiller. Laut werden oder mal auf den Tisch hauen kommt für sie nicht infrage, selbst wenn sie schon fast platzt. Wir beschreiben ihr ihre ideale Welt in einem übertrieben kitschigen Bild: »Ein Himmel. Alles ist rosarot. Kleine süße Ponys und Einhörner springen und fliegen herum. Sie versprühen Glitzer und sind alle immer nett und lieb zueinander. Es fällt kein böses Wort. Nie. Und im Hintergrund spielt zarte Harfenmusik.« Wir schmücken diese Welt weiter aus und spielen ihr vor, wie die Pferdchen herumfliegen und hüpfen, und sie hüpft mit, als eins dieser Pferdchen. Die Klientin reagiert sehr stark auf dieses Bild. Sie bekommt einen roten Kopf und windet sich auf dem Stuhl. Dabei sagt sie abwechselnd Dinge wie »Oh Gott, ja, so bin ich!« und »Oh, Hilfe, was für eine schreckliche Welt ist das denn bitte!« oder einfach nur lachend »Aaaah!«.

Die Klientin erzählte uns beim nächsten Treffen, dass dieses Bild der hüpfenden Einhörner am stärksten bei ihr hängengeblieben war und am meisten konstruktiven Widerstand in ihr ausgelöst hatte, weil es ihr ihr eigenes überzogenes Harmonieverhalten sehr deutlich vor Augen geführt hatte.

Beispiel 2: Eine Klientin, eine hübsche junge Ärztin von Ende zwanzig, fühlt sich von ihrer Mutter extrem geschurigelt. Die Mutter ruft sie ständig an, macht ihr zu allem Vorschriften und kritisiert sie nur. Die Klientin wagt nicht, der Mutter jemals zu widersprechen, und fühlt sich dabei ausgesprochen klein und mies. Wir verstärken zunächst die Schuldgefühle der Klientin und malen ihr aus, wie ihre arme Mutter vor 29 Jahren unter Schmerzen ihr Leben riskiert hat, um sie zur Welt zu bringen. Wir betonen, dass sie ihr dafür ewigen Dank schuldet. Außerdem ist die Mutter älter und weiser als sie, der junge Hupfer, und kann viel besser beurteilen, was gut für sie ist und was nicht. Am besten ist es daher, wenn sie, die Klientin, einfach immer macht, was die Mutter ihr rät. Zwischen ihr und ihrer Mutter ist eben noch diese zehn Zentimeter dicke Nabelschnur, mit der sie miteinander verbunden sind, und die zu durchtrennen steht ihr nicht zu. Wir spielen der Klientin dabei vor, wie die Mutter an dieser Nabelschnur zieht, sie hin und her und rauf und runter schleudert, und die Klientin dadurch heftig auf und ab gewirbelt wird. »Das ist ein Naturgesetz, da kann man nichts machen!«, versichern wir ihr.

Die Klientin schrieb uns später, sie sei dieses Nabelschnur-Bild nicht mehr losgeworden. Es sei ihr gelungen, bei den nächsten Anrufen der Mutter ruhig zu bleiben und sich nicht mehr zu ärgern. Darauf war sie stolz und fühlte sich sehr erleichtert.

5.7 Zukunftsszenarien

> Eine Sonderform für die Verwendung von Bildern
> ist das Ausschmücken von Zukunftsszenarien,
> die eine besonders starke Wirkung auf die Klienten haben.

Der Berater entwirft bei den Zukunftsszenarien ein Bild vom Klienten, wie er sein wird, wenn er doppelt so alt ist und sein Problemverhalten unverändert beibehält. Dabei schadet es nichts anzumerken, dass Verhaltensweisen sich im Alter im Allgemeinen verstärken und immer schwerer abzuschütteln sind. Wie sieht der Klient aus, wenn er weitermacht wie bisher? Wie ist sein Umfeld? Wie bewegt er sich darin? Wie spricht er? Was hat er für eine Ausstrahlung? Und so weiter.

Die möglichst drastische Schilderung seines Zukunfts-Ichs löst bei den Klienten meistens sehr starke Emotionen aus. Sie finden es ebenso belustigend wie erschreckend, wenn man

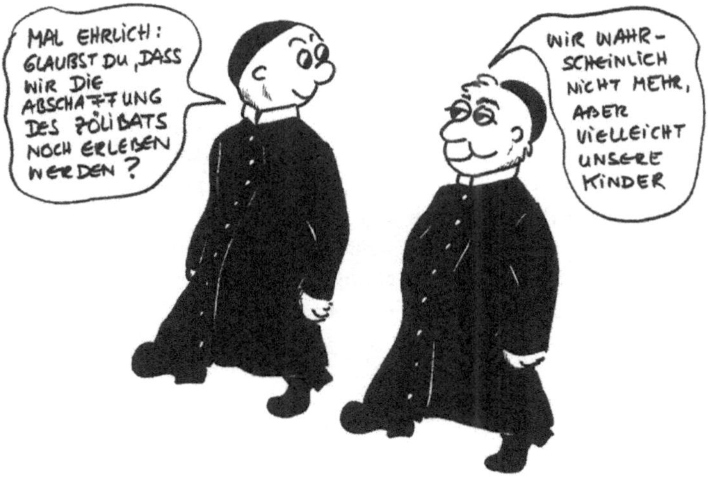
MAL EHRLICH:
GLAUBST DU, DASS
WIR DIE
ABSCHAFFUNG
DES ZÖLIBATS
NOCH ERLEBEN
WERDEN?
WIR WAHR-
SCHEINLICH
NICHT MEHR,
ABER
VIELLEICHT
UNSERE
KINDER

ihnen vor Augen führt, was sie mit sich selbst anstellen und welche Folgen es haben könnte, wenn sie weiterhin an ihrem Problem festhalten. So möchten sie auf keinen Fall enden!

Zukunftsszenarien sind mächtig, selbst wenn man sie nur im Nebensatz erwähnt. Ein Klient drohte, infolge seiner Aufschieberitis allmählich in dem Wust an unerledigten Vorgängen zu ersticken. Wir sprachen hauptsächlich über die Vorteile des Nicht-Erledigens und erwähnten die Zukunft nur im Nebensatz: »Eines Tages, wenn Sie verstorben sind, wird man die Wohnung aufbrechen und Ihre verweste Leiche erst nach langem Suchen unter aufgestauten Papierbergen finden.« Der Klient schrieb uns danach, das Bild von seiner verwesten Leiche unter Stößen von Papier hätte nachhaltig gesessen. Er werde es nicht mehr los!

Dazu drei Beispiele:

Beispiel 1: Ein Klient ärgert sich extrem über seinen Sohn. Der Klient ist etwa 50 und hat schon leicht gebückte Schultern und einen angestrengten Mund. Er zuckt richtig zusammen, als wir ihm ausmalen, wie er aussehen wird, wenn er diesen Ärger beibehält: Die Falten um die Lippen herum werden mit 100 vom Mund aus bis ins ganze Gesicht strahlen und seine hochgezogenen Schultern werden direkt an den Ohren kleben. Auch die Beine werden sich dem Stress anpassen und ganz verkümmert an ihm dran hängen. Er sieht dann einfach aus wie ein alter Geier. Er wird sich optisch so verändern, dass er in einer Geisterbahn arbeiten kann und nie arbeitslos werden wird. Wir begeistern uns für diese Vorstellungen und mache ihm klar, was für eine grandiose Wirkung der Ärger über seinen Sohn auf ihn hat.

Beispiel 2: Eine knapp 40-jährige Klientin hat Angst vor Menschen, besonders, wenn es viele sind, auf der Straße, auf Plätzen, im Supermarkt. Sie traut sich alleine nicht mehr aus dem Haus und braucht Begleitung durch ihr vertraute Personen, wo auch immer sie hingeht. Sie bekommt dadurch viel Hilfe von Freunden und Verwandten, die sie abwechselnd begleiten, aber ihr Aktionsradius ist sehr eingeschränkt. Wir malen ihr aus, wie ihre Freunde und Verwandten in weiteren 40 Jahren, wenn sie achtzig ist, einer nach dem anderen gestorben sind oder die Schnauze voll davon haben, sie weiter zu unterstützen. Sie sitzt dann alleine in ihrem Zimmer, das Tageslicht ist durch sehr schwere, dunkle Vorhänge gefiltert, und in den wenigen Lichtstrahlen, die in das Dämmerlicht dringen, tanzen Staubkörnchen. Sie hat einen Stickrahmen auf dem Schoß, wo sie von Zeit zu Zeit in ihrer Stickarbeit einen einzelnen Kreuzstich tätigt. Zu mehr reicht ihre Kraft nicht mehr aus. Die Geräusche des Lebens, das draußen ohne sie stattfindet, gelangen nur sehr gedämpft in ihr Refugium. Dreimal täglich wird ihr zu verabredeten Zeiten Essen vor die Türe gestellt, die sie hereinholen kann, sobald der Lieferant wieder weg ist. Wenn sie etwas braucht, schiebt sie einen Zettel unter der Türe durch, und es wird anonym geliefert. Auf diese Weise braucht sie das Haus nie mehr zu verlassen. Die Klientin wird immer blasser und ruft schließlich: »Bitte hören Sie auf! Das klingt ja schrecklich!!« Wir machen aber fröhlich weiter, begeistern uns regelrecht für dieses Szenario und schildern in warmen Farben die Vorteile, wenn sie niemanden mehr treffen muss.

Kurz nach unserer Sitzung bekommen wir von ihr die Rückmeldung, dass sie diesen künftigen Albtraum nicht mehr aus dem Kopf bekommen habe und alleine in einen Supermarkt gegangen sei. Und es sei gar nichts Schlimmes passiert!

Beispiel 3 (zum nie endenden Thema Fettleibigkeit): Eine sehr übergewichtige Klientin um die 30 kommt, weil sie unbedingt abnehmen will. Sie hat seit Jahren unzählige Diäten ausprobiert, aber immer nur wenig ab- und sofort wieder einiges mehr zugenommen, der typische Jo-Jo-Effekt, weil sie ihre Ernährung nicht grundsätzlich, sondern nur während der Diäten umstellt und danach sofort wieder ihr altes Essverhalten aufnimmt. Sie weiß das, kann aber nicht anders, wie sie sagt.

Wir malen ihr in schillerndsten Farben aus, dass sie spätestens in weiteren 30 Jahren mindestens 250 statt 125 kg wiegen wird, und beschreiben ihr die Vorteile dieser Fettleibigkeit. Sie wird auf einer Couch liegen, und ihr riesenhafter dicker Körper quillt rechts und links herunter. Sie wird vermutlich jünger aussehen als 60, da durch die Fettunterpolsterungen Falten keine Chance haben, überhaupt zu entstehen. Auch bewegen muss sie sich dann nicht mehr, da ihr Körper dazu gar nicht mehr in der Lage ist. Das ist wunderbar, weil sämtliche Familienmitglieder und Freunde sie dann füttern müssen und sie nichts selber tun muss. Sie hat dann auch nicht das Problem, dass sie uralt werden wird, weil sie vorher an einem Herzinfarkt oder Innereienüberfettung sterben und nicht im Altersheim dahinsiechen wird.

Die Klientin nahm danach zum ersten Mal dauerhaft 15 kg ab.

5.8 Den Klienten imitieren

Die Imitation des Klienten führt ihm deutlicher als Worte vor Augen, wie er auf andere Menschen wirkt.

Es gilt im Allgemeinen als äußerst unhöflich, Menschen nachzumachen. Wenn sich bei einem Klienten der Inhalt des Gesagten und die dazugehörige Körpersprache krass unterscheiden, kann es für ihn aber sehr erhellend sein, ihm diese Inkongruenz vorzuspielen.

Wenn man Klienten nachmacht, ist es ganz besonders wichtig, innerlich neutral zu bleiben und nicht zum Oberlehrer mit erhobenem Zeigefinger zu werden. Wenn man den Klienten möglichst übertrieben kopiert und dabei das Zwinkern im Auge nicht vergisst, wird er die Botschaft richtig verstehen.

Ein Beispiel: Bei der Paarberatung kriegen sich Mann und Frau heftig in die Wolle. Schließlich sagt sie mit verkniffenem Gesicht, zu Schlitzen verengten Augen und vor der Brust gefalteten Armen: »Aber ich liebe ihn doch!« Wir imitieren daraufhin übertrieben ihren Tonfall, ihren Gesichtsausdruck und ihre Körperhaltung und sagen sehr vorwurfsvoll zu ihm: »Haben Sie gehört: Sie liebt sie doch!!«, woraufhin beide sich entspannen und beginnen zu lachen.

5.9 Pingpong

Der ständige Richtungswechsel des Beraters hilft dem Klienten bei der Entscheidungsfindung.

Die Behauptungen, die wir als provokative Berater aufstellen, gehen meistens nicht nur in eine Richtung. Manchmal ändern wir alle paar Minuten unsere provokativen Behauptungen (um es noch mal zu betonen: die nichts mit unserer Meinung zu tun haben!). Wir besetzen in den ersten Minuten die eine Position und danach die entgegengesetzte, dann wieder die eine, dann die andere, dann vielleicht eine dritte usw., und finden jedes Mal viele gute Gründe, das eine oder andere zu tun oder zu lassen. Das hilft den Klienten v. a. bei Entscheidungsproblemen. Wir haben festgestellt, dass ihnen durch dieses Pingpong sehr schnell klar wird, was sie eigentlich wollen.

Wenn Sie einen Kollegen haben, mit dem Sie zusammenarbeiten, können Sie sich nicht nur abwechselnd zu jeweils einer Position äußern, sondern jeder wechselt auch noch zusätzlich ständig seine Meinung. Berater 1 sagt z. B. zuerst A, dann äußert Berater 2 die Meinung B, ändert aber gleich darauf seine Richtung und vertritt die Meinung A, worauf Berater 1 die Meinung B vertritt usw. Das führt zur kompletten Verwirrung des Klienten – und hilft ihm, seine Entscheidungsschwierigkeiten noch schneller zu beheben. Wie schnell das funktioniert, hat auch uns schon häufig überrascht.

Dazu zwei Beispiele:

Beispiel 1: Ein Klient beschwert sich mit gestresstem Gesichtsausdruck über seinen Chef, der sich zu wenig Zeit nimmt, um die Aufgaben, die er delegiert, klar zu definieren. »Ach so, Ihr Chef ist also wirr und ziemlich dämlich. Und (Bezug nehmend auf die Mimik des Klienten) Sie können ihn nicht ausstehen!« Das bringt den Klienten sofort dazu, das richtigzustellen.

»Nein, nein, er ist ein sehr netter Mensch, nur ständig gehetzt und zu wenig deutlich!« Darauf wechseln wir die Position und sagen: »Aha, dann sind Sie der falsche Mitarbeiter für ihn, weil Sie zu langsam und doof sind, um seine knappen Anweisungen zu kapieren.« Und so weiter.

Für die Paartherapie ist es tödlich, wenn der Berater parteiisch wird und sich auf eine Seite schlägt. Um dem zu begegnen, wird ja auch geraten, zu zweit zur Paartherapie zu gehen. Es geht aber auch alleine, wenn der Berater sich innerlich neutral hält. Pingpong bewährt sich hier besonders, denn meistens ist

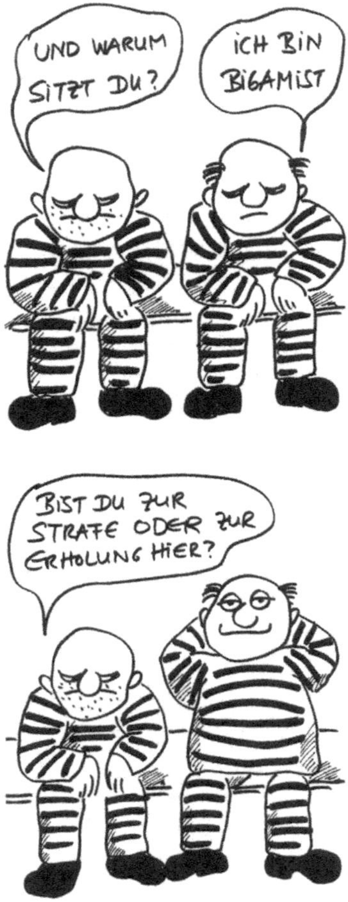
UND WARUM SITZT DU?
ICH BIN BIGAMIST
BIST DU ZUR STRAFE ODER ZUR ERHOLUNG HIER?

mindestens eine/r der Beteiligten überzeugt, dass der/die andere für die ganze Misere verantwortlich ist und alles gut wäre, wenn sich der/die andere nur ändern würde. Hier *muss* der Berater deshalb alle paar Minuten die Fronten wechseln und mal dem einen, mal dem anderen die ganze Schuld geben – nicht nur, um die eigene Neutralität zu wahren, sondern auch, um den zerstrittenen Parteien ihre Einseitigkeit klarzumachen.

Beispiel 2: Ein Paar geht in der Beratung ziemlich giftig und vorwurfsvoll miteinander um. In den ersten Sätzen springen wir auf die Seite des Mannes. Wir geben ihm in allem recht, was er sagt, und machen seine Frau schlecht. Wir bedauern ihn, dass er dieses Dauernörgeln, diese überzogenen Ansprüche permanent aushalten muss, wo er doch so ein friedliebender Mensch ist und so viel Einsatz zeigt, um die Familie finanziell abzusichern. Der Mann lacht und fühlt sich verstanden. Dann schwenken wir um und schlagen uns auf die Seite der Frau. Wir stimmen ihr zu, dass ihr Mann ein unmöglicher, unsensibler Klotz ist, der ihre Bedürfnisse ignoriert und nur essen, vögeln und schlafen will. Sie als arme Gattin muss unter ihm wahre Höllenqualen leiden. Wir fragen uns wirklich, warum sie noch an diesem Neandertaler festhält! Auch sie lacht und fühlt sich verstanden. Dann fragen wir ihn, warum er sich nicht längst ein anschmiegsames Häschen gesucht hat, das ihn anhimmelt und ansonsten in Ruhe lässt. Alle paar Sätze wechseln wir die Seiten und beobachten sehr genau die Reaktion der beiden. Oft geben sie uns zunächst lachend recht, aber je übertriebener wir die »Defekte« des jeweils anderen darstellen, umso wahrscheinlicher leisten sie irgendwann Widerstand gegen diese einseitigen, negativen Überspitzungen und richten zum ersten Mal seit Langem wieder den Fokus auf ein paar positive Seiten an ihrem Partner bzw. ihrer Partnerin.

Es kann auch das Gegenteil passieren, und den Beteiligten wird klar, dass die Beziehung vorbei ist. Sie geben Wunschbilder vom anderen auf, mit denen sie sich schon sehr lange gegenseitig zerfleischt haben. Selbst wenn sie sich nach einer solchen Beratung trennen, helfen ihnen die neu gewonnenen Einsichten, beim nächsten Partner nicht dieselben Trugbilder aufzubauen. Eine Klientin, die mit ihrem dritten Ehemann zu uns kam, sagte am Ende der Stunde: »Wenn ich das gewusst hätte, was ich heute gelernt habe, dann hätte ich auch bei meinem ersten Mann bleiben können!«

6 Der Bezug zum Improvisationstheater

Da der Provokative Ansatz sehr viele Berührungspunkte mit (gutem) Improvisationstheater hat, sind Improelemente ein wichtiger Bestandteil unserer Seminare.

> Eine provokative Beratung ist wie eine gute Improszene auf der Bühne!

Dieser harmlose Satz ist ebenso wahr wie er zu Missverständnissen einlädt.

Bei einer provokativen Sitzung wird viel gelacht. Die Entspannung, die bei den Klienten ausgelöst wird, wenn sie sich gemeinsam mit dem provokativen Berater über ihren ganz normalen Wahnsinn lustig machen, führt manchmal zu regelrechten Lachanfällen, bei denen die Klienten gar nicht mehr aufhören können. Bei den Live-Demos im Seminar wird das oft durch das Gelächter der zuschauenden Teilnehmer, die sich ebenfalls *mit* und nicht *über* den Klienten amüsieren, noch verstärkt. Denn auch, wenn die Klienten häufig denken, dass sie auf einzigartige Weise feststecken, haben die meisten Außenstehenden ähnliche Situationen erlebt und können von Herzen mitlachen. Oft sagen Zuschauer nach einer Demo, dass ihr Problem allein durch das Zuschauen ebenfalls gelöst wurde.[42]

Durch das intensive Lachen entsteht bei manchen Teilnehmern im Seminar der Eindruck, eine provokative Sitzung sei eine Art Stand-up-Comedy-Szene, mit dem Berater im Zentrum, eine Ein-Mann-Show, die von ihm ständig Gags und witzige Einfälle fordert. Doch darum geht es überhaupt nicht. Das Ziel ist es vielmehr, den Klienten dazu zu bringen, über sich

42 Frank Farrelly pflegte zu sagen: »What's most personal is most universal!«

selbst zu lachen. Frank Farrelly, der auch »der Vater des Humors in der Therapie« genannt wurde, war sich dieses Missverständnisses durchaus bewusst und sagte: »Es ist mir bitter ernst mit meinem Humor!«

Schlechte Improspieler produzieren möglichst viele Gags, gebärden sich auf der Bühne als Rampensau, spielen sich in den Vordergrund und verlieren ihre Mitspieler aus den Augen. Ähnlich kann es dem provokativen Anfänger gehen, der von seiner entfesselten Fantasie so berauscht ist, dass er den Klienten kaum noch wahrnimmt und nach dem Motto handelt: »Was stört mich dieser Klient mit seinen Einwürfen eigentlich dauernd in meinem kreativen Flow!«

Bei guten Improspielern stehen folgende Gedanken im Vordergrund: »Was kann ich tun, um meine Mitspieler zu inspirieren?«, »Was kann ich tun, um das Publikum zu inspirieren?«, »Wie kann ich den Charakteren in den Szenen Tiefe verleihen?« usw. Durch das Zusammenspiel zwischen den Mitspielern und mit der Hilfe des Publikums entstehen durch diesen Fokus auf alles, was im Umfeld passiert, immer neue noch nie da gewesene Geschichten. Das oberste Ziel ist dabei: Keiner wird vorgeführt.[43]

Die Grundhaltung eines guten Improspielers deckt sich komplett mit der eines guten provokativen Beraters:

- Wir sind mit unserer kompletten Aufmerksamkeit im Hier und Jetzt.
- Wir nehmen alle Angebote wahr, die vom Klienten oder Mitspieler kommen, lassen uns davon inspirieren und spielen damit.
- Wir behandeln unser Gegenüber wohlwollend und lassen es gut dastehen.
- Wir bleiben gut gelaunt und entspannt, wenn etwas schiefgeht[44], und versuchen dann etwas Neues.

43 Mehr dazu in Cordes (2018).

44 »Stay happy when you fail«, wie es Keith Johnstone auf den Punkt gebracht hat.

Die Maximen guten Improtheaters helfen jedem Berater, ob provokativ oder nicht, bei der Arbeit. Sie reduzieren den Leistungsdruck und erleichtern den Zugang zum eigenen kreativen Speicher. Das ermöglicht ihnen, sich spielerisch von eingefahrenen Denkmustern zu verabschieden, neue Ideen zu entwickeln, die eigene Schlagfertigkeit und Spontaneität zu entfalten, Bilder zu verwenden und Statusspiele zu erkennen und zu nutzen.

Einer der Wegbereiter des Improvisationstheaters ist Keith Johnstone (2010), der lange Jahre Workshops in unserem Institut gehalten hat und den wir auch in Calgary/Kanada bei beeindruckenden Workshops erleben durften. Seine Impro-haltung hat uns sehr geprägt. Er – der Theatermann und Geschichtenerzähler – schaffte es im Workshop schwerelos, Blockaden im Gehirn und die Angst vor Auftritten zu beseitigen.

Keith Johnstone ist Brite und war in den 1950er- und 60er-Jahren als Dramaturg am Royal Court Theatre (RCT) in London tätig. An der Royal Academy of Dramatic Art, wo er unterrichtete, entwickelte er seinen ganz persönlichen Stil, der sich in Improformaten wie »Theatersport«, »Gorilla«, »Micetro« und »The Life Game« niedergeschlagen hat, die heute weltweit von vielen Theatern gespielt und weiterentwickelt wurden und werden. Unter Johnstones Leitung entstand auch die berühmte Autorengruppe des RCT, der u. a. John Arden, Arnold Wesker und Edward Bond angehörten.

Johnstone hat selbst unzählige Stücke geschrieben, die international auf die Bühne gebracht wurden. Er lebt inzwischen seit Jahrzehnten in Calgary, wo er lange als Professor an der Universität lehrte und immer noch eng mit dem *Loose Moose Theater* verbunden ist, bei dem er lange Zeit künstlerischer Leiter war. Johnstone gehört, wie Frank Farrelly, zur Spezies der Gründeroriginale und kann einen wahrhaft begeistern! Auch jetzt, mit weit über 80, leitet er immer noch das *International Theatresports Institute* und führt nach wie vor Workshops durch.

Charlotte Cordes spielt seit 1998 leidenschaftlich Improvisationstheater[45] und setzt Werkzeuge aus dieser Theaterform in Seminaren und auf der Bühne ein. Von Life Stories bis hin zu improvisierten Heldenreisen ist alles dabei. Sie wirft dabei die Seminarteilnehmer und sich selbst immer wieder ins kalte Wasser, indem sie z. B. mit Improneulingen Workshops veranstaltet, und die Teilnehmer danach unter ihrer Moderation bei großen Kongressen oder auch vor zahlendem Publikum auftreten lässt – oft auch musikalisch unterstützt von ihrem langjährigen Musiker- und Trainerkollegen Florian Schwartz. Oberstes Ziel ist es immer, alle gut dastehen zu lassen und den Teilnehmenden Erfolgserlebnisse zu verschaffen. Es liegt in der Natur der Sache, dass da auch mal etwas schiefgeht. Doch das macht nichts. Denn das fröhliche Scheitern ist die Basis: Wenn alle entspannt mit ihren Fehlern umgehen, hält das sehr flexibel und wach und macht definitiv mutiger und kreativer. Das gilt sowohl für das Improtheater als auch für den Provokativen Ansatz.

45 www.improgoesloose.de

7 Wann darf man provokativ werden und wann nicht?

In den Seminaren werden wir immer wieder gefragt, bei welchen Störungen man provokativ werden kann und wann man provokative Interventionen *nicht* einsetzen darf.

Grundsätzlich kann man festhalten: Beim Einsatz provokativer Interventionen gibt es keine Grenzen, was die Art der Symptomatik und die Zielgruppe der Klienten angeht. Sobald Sie sich in die Welt Ihrer Klienten einfühlen und eindenken können, können Sie provokativ werden. Der Provokative Ansatz funktioniert bei jeder Symptomatik – ganz gleich, wie lange sie schon besteht –, und bei jedem Alter der Klienten.[46] Frank Farrelly hat die Provokative Therapie in der Psychiatrie entwickelt und mit jedem erdenklichen Problem provokativ gearbeitet (mit Patienten aus den geschlossenen Abteilungen, chronisch Schizophrenen, Depressiven usw.).[47]

Auch Kinder und Jugendliche sprechen sehr positiv auf diesen Ansatz an. Sie haben meist die Schnauze voll von gutem Zureden und Moralpredigten. Wenn man ihre Sichtweise und Gefühlswelt nachvollziehen kann (und ihnen das signalisiert, ohne es so auszusprechen), wenn man ihnen begeistert zu weiterer Selbstschädigung rät, fühlen sie sich verstanden und entlastet und hören wieder zu.

Provokative Interventionen sind dabei weit mehr als eine nette Einführung, um den Beginn einer Beratung etwas aufzulockern, auch wenn sie gelegentlich so missverstanden werden. Sie sind eine sehr komplexe und sehr tief greifende Vorgehensweise. Beim Provokativen Ansatz geht es nicht darum, dem Klienten eine wasserdichte Lösung vorzuschlagen, die ihn ein

46 Zitat Farrelly: »Solange der Körper warm ist, kann man Therapie machen!«

47 Siehe das Kapitel über Frank Farrelly.

für alle Mal aus seinen Problemen heraus katapultiert, sondern es geht darum, ihn aus seiner Erstarrung zu lösen und wieder handlungsfähig zu machen. Dabei muss man sich immer wieder klarmachen: Keine Therapiemethode heilt als solche »von außen«. Das tut immer der Klient selbst. Als Berater versuchen wir, im Prozess der Beratung diese Selbstheilungskräfte zu aktivieren.

Inzwischen hat der Provokative Ansatz Eingang in viele Beratungsfelder gefunden, denn er lässt sich problemlos mit anderen Methoden und Werkzeugen kombinieren. Der *Prozess* der Beratung ist dabei identisch – ganz gleich, ob Sie in der Psychiatrie mit Patienten aus der geschlossenen Abteilung arbeiten oder im Coaching Manager beraten. Immer geht es darum, dass jemand feststeckt und einen Anstoß von außen braucht, um sich zu befreien. Vom *Inhalt* her ist es natürlich ein Unterschied, ob Sie einen chronisch Schizophrenen vor sich haben oder einen Manager, der nicht weiß, ob er seinen Job kündigen oder behalten soll.

Jeder Berater, der sich selbst nicht zu bitter ernst nimmt, der Menschen im Allgemeinen und seine Klienten im Speziellen mag und ihnen zutraut, sich zu verändern, kann in unserem Sinne provokativ arbeiten. Jeder kann, darf und sollte dabei die provokativen Interventionen jeweils passend zu seiner eigenen Persönlichkeit einsetzen. Damit erlebt ihn der Klient als authentisch und glaubwürdig und nicht als versierten Technokraten.[48]

Und genau hier, bei Ihrer eigenen Persönlichkeit, werden Sie auf Kontraindikationen stoßen, denn die Grenzen der provokativen Anwendung liegen nicht beim Klienten und seiner Symptomatik, sondern ausschließlich beim Anwender als Therapeut, Berater, Mediator, Coach, Trainer usw.

---

48 Das Kontrastprogramm dazu ist ein Therapieroboter, ein sogenannter »Chatbot«, den es seit Kurzem gibt und der ausgerechnet Noni genannt wurde! Dort können Menschen Tag und Nacht anrufen und bekommen vorgefertigte Antworten (SZ vom 13.3.18, Wirtschaftsteil, »Sprechstunde bei Dr. Bot«).

Diese persönlichen Grenzen oder Kontraindikationen lassen sich in den folgenden Punkten zusammenfassen (s. auch Cordes 2017):

1. Das Problem des Klienten ist Ihnen fremd.
2. Sie haben das gleiche Problem wie der Klient.
3. Sie scheuen vor bestimmten Themen zurück.
4. Der Klient geht Ihnen auf die Nerven.

7.1 Das Problem des Klienten ist Ihnen fremd

Wenn Ihnen das Thema des Klienten fremd ist, d. h., wenn Sie überhaupt nicht verstehen, wovon der Klient gerade spricht, wird es so gut wie unmöglich, provokativ zu arbeiten, weil sie gar nicht nachvollziehen können, was den Klienten bewegt. Eine gewisse Kenntnis des Problems und der Umstände ist erforderlich, um das Anliegen des Klienten zu begreifen. Fröhliches Drauflos-Provozieren ohne jegliche Sachkenntnis ist auf keinen Fall eine gute Idee, weil Sie dann nur bei sich und nicht beim Klienten sind. Sie können nur raten und liegen mit Ihren Behauptungen wahrscheinlich häufig daneben. Das ruiniert über kurz oder lang den guten Draht zum Klienten.

Wenn Ihnen die Welt des Klienten so fremd ist, dass Sie keinen Zugang dazu finden und merken, wie Sie anfangen, den Klienten zu bewerten, weil sie sein Problem für völlig abwegig halten, hilft es, die eigene Neugier auf Unbekanntes zu beleben. Stellen Sie sich den Klienten wie einen wunderschönen, unbekannten Käfer vor, den Sie interessiert unter dem Mikroskop betrachten: »Was für unglaubliche gelbe Fühler! Und diese acht grünen Beine! Wow! Ich bin wirklich gespannt, wie der sich weiter verhalten wird!« Dann haben Sie die Chance, schnell Treffer zu landen, und die Klienten sind voll mit im Boot, denn sie spüren Ihr ehrliches Interesse sofort. Sie brauchen es gar nicht in Worte zu fassen.

Sachkenntnis ist auch bei der Arbeit mit Menschen aus anderen Kulturkreisen erforderlich. Es steht uns nicht zu, fremde Kulturen nach unseren Maßstäben zu bewerten und uns darüber lustig zu machen. Wenn Sie nichts über die andere Kultur wissen, Vorbehalte haben oder unsicher sind, dann wird es schwierig. Sie können in Fettnäpfchen treten oder die Klienten verärgern. Hier kommt es besonders darauf an, dass Sie als Berater wertfrei in das Weltbild des Gegenübers einsteigen. Dann können Sie gemeinsam die Stolpersteine herausarbeiten und auch provokativ überzeichnen, die sich einem Fremden in den Weg legen, der mit unserer Kultur in Berührung kommt – im Bewusstsein, dass auch unsere eigenen Kultur genügend Absurditäten bereithält.

7.2 Sie haben das gleiche Problem wie der Klient

Wenn Sie das exakt gleiche Problem haben wie Ihr Klient oder Ihre Klientin, fällt Ihnen auch nichts Provokatives ein. Sie starren darauf und können es nicht richtig fokussieren, es verschwimmt gewissermaßen vor Ihren Augen. Sie und der Klient können sich dann zwar gegenseitig Trost spenden. Aber das Problem humorvoll und liebevoll zu karikieren wird in diesem Fall fast unmöglich, weil Ihnen die Distanz fehlt, um es zu relativieren.

7.3 Sie scheuen vor bestimmten Themen zurück

Eine sehr weit verbreitete Kontraindikation ist die Scheu vor bestimmten Problemen. Auch dann fällt Ihnen als Berater nichts Provokatives ein, weil Sie z. B. Angst haben, den Klienten zu verletzen oder auszulachen oder zu hart anzupacken.

Anmerkung: Wenn Sie sich hilflos fühlen, sobald ein Klient z. B. anfängt zu weinen, ist es wichtig, noch mal daran zu erinnern, dass wir uns nur humorvoll-provokativ über die *Stolpersteine* lustig machen, die sich die Klienten in den Weg legen, nicht über alles, was sie bewegt. Wenn jemand in Tränen ausbricht, weil der geliebte Ehepartner vor einer Woche gestorben ist, ist das keine selbstschädigende Reaktion, sondern gesunde Trauerarbeit. Dann ist es unangebracht, darüber provokative Scherze zu machen.

Versuchen Sie immer wieder, für sich selbst herauszufinden, an was es liegt, dass Ihnen bei bestimmten Themen oder Klienten nichts mehr einfällt und Sie extrem vorsichtig werden. Dann können Sie ihre eigenen Grenzen Stück für Stück erweitern.

Diese Scheu richtet nicht viel Schaden an, aber es wird in der Stunde kaum etwas passieren, was den Klienten weiterbringen würde. Machen Sie dann auf jeden Fall besser etwas anderes als eine halbherzige provokative Bemerkung, die Sie sofort zurücknehmen, sobald der Klient protestiert.

7.4 Der Klient geht Ihnen auf die Nerven

Last, but not least und um es zum hundertsten Mal zu wiederholen (es ist wirklich die Basis für den gesamten Provokativen Ansatz): Die provokative Arbeit verbietet sich, wenn die wohlwollende, wertschätzende Grundhaltung fehlt.[49]

49 Siehe Kapitel »Das L – die Grundhaltung des Beraters«.

8 Vier Fallbeispiele

Diese vier Gespräche fanden im Rahmen von Seminaren als Live-Demo statt. Die Namen der Klienten wurden geändert.

Die Demos dauerten jeweils ca. 15–20 Minuten. Im Gegensatz zu einer Einzelsitzung in der Praxis gab es hier zur Lehrzwecken eine Nachbesprechung, in der die Klienten im Anschluss an eine solche Demo gefragt wurden, welche Gefühle aufgetaucht sind. In der Praxis lassen wir das weg, um die Verwirrung der Klienten wirken zu lassen und sie nicht wieder »in den Kopf« zu bringen.

8.1 Fallbeispiel aus der Coachingspraxis (Charlotte Cordes)

»Ich bin hysterisch«

Die Klientin ist eine gut aussehende, freundliche und offene Frau, 46 Jahre alt. Es geht um ihre Paarbeziehung. Sie fühlt sich von ihrem Mann bevormundet und rastet dann aus.

Die Beraterin karikiert mit vielen Unterstellungen den Ehemann und die Beziehung der Klientin zu ihm, macht idiotische Vorschläge und begeistert sich für den Status quo.

BERATERIN: Julia, Sie sind also hysterisch.

KLIENTIN: Es kommt immer darauf an, in welcher Situation, aber ich kann hysterisch sein.

BERATERIN: Wenn Sie zum Einkaufen gehen?

KLIENTIN: Wenn mein Mann bestimmte Dinge zu mir sagt, dann könnte ich an die Decke hüpfen. Und dann wäre ich gerne entspannter.

BERATERIN: Der Mann, der bringt Leben in die Bude. Wenn Sie den nicht hätten, dann würden Sie ein stinklangweiliges Leben leben.

(Klientin lacht.)

BERATERIN: Der macht einmal »Piiiiiiek!«, und Sie machen »Aaaaaaah!« und ticken total aus.
KLIENTIN: Naja, austicken nicht, aber ich werde laut und dann brülle ich ...
BERATERIN: ... und dann werden Sie verletzend und machen ihn zur Schnecke ... der macht das auch falsch. Wie lange haben Sie den schon an der Backe, den Typen?
KLIENTIN: 6 Jahre.
BERATERIN (entsetzt): Um Gottes willen! Der hat Sie voll im Griff. Ich finde das cool. Sie könnten ihn ja auch einfach entsorgen und sich einen anderen suchen, der ein bisschen sanfter mit Ihnen umgeht. Sie brauchen eben Fürsorge und Pflege wie ein Pflänzchen.

(Klientin lacht.)

BERATERIN: Der macht einfach nicht das, was Sie wollen.
KLIENTIN (lacht): Das stimmt.
BERATERIN: Der Arsch.
KLIENTIN (lacht immer noch): Ja.
BERATERIN: Also sollten Sie sich einen suchen, der ein bisschen mehr das tut, was Sie wollen.

(Stille)

BERATERIN: Ich sehe Sie gerade vor mir im Dominakostüm, und Sie sagen zu ihm: »Sitz!«

(Klientin lacht.)

BERATERIN: Sie brauchen diesen Pfeffer. Wenn Sie keine Hysterie im Leben hätten wegen diesem Typen, da würde Ihnen echt was fehlen. Haben Sie Kinder?
KLIENTIN: Keine gemeinsamen.
BERATERIN: Sie haben welche und er hat welche?
KLIENTIN: Ja. Und drei Hunde. Die haben wir gemeinsam.
BERATERIN: Sind die auch alle hysterisch?
KLIENTIN: Nö. Die sind alle lieb.
BERATERIN: Ihre Kinder sind lieb, die Hunde sind lieb, seine Kinder sind wahrscheinlich auch lieb.
KLIENTIN: Ja.
BERATERIN: Das wäre ja echt fad. Der kommt jeden Tag nach Hause und sagt: Julia ... was macht der denn dann, das Sie reizt?

KLIENTIN: Da muss ich überlegen.
BERATERIN: Sie wissen es schon gar nicht mehr. Der macht nur »Buh!!!« oder »Waaaah!«.

(Klientin lacht.)

KLIENTIN: Nee. Der sagt mir immer, was ich tun und lassen soll. Das nervt mich.
BERATERIN: Sie wissen halt auch nicht, wie es geht. Wenn er Ihnen das nicht sagen würde, dann wären Sie hoffnungslos verloren. Und jetzt haben Sie endlich einen gefunden, der Ihnen sagt, wie es geht. Vorher haben Sie im Chaos gelebt. Es war die absolute Hölle.
KLIENTIN: Der sagt immer zu mir: »Ich weiß gar nicht, wie …«
BERATERIN: »… du ohne mich leben konntest.«
KLIENTIN: Ja. Genau. Und ich sage dann: »Du. Wunderbar bin ich zurechtgekommen!«
BERATERIN: Sicher nicht! Der weiß das besser.
KLIENTIN: Doch. Ich bin super zurechtgekommen. Der sagt diesen Satz und der meint das ernst.
BERATERIN: Natürlich meint der das ernst. Der sieht, was sonst passieren würde. Der weiß genau: Wenn er nicht gekommen wäre, um Sie aus der Hölle zu holen, dann wären Sie unter der Brücke gelandet. Wie alt sind Sie?
KLIENTIN: 46.
BERATERIN: Sie haben den, seit Sie 40 sind. Seitdem haben Sie den an der Backe. Und jetzt ist Ihr Leben endlich ein bisschen geordneter. So wie es sein muss. Sie sagen zwar, dass es davor o. k. war, aber wissen Sie, wie Sie da gelebt haben? Das weiß der ganz genau. Zwei Kinder. Wahrscheinlich waren Sie auch noch alleinerziehend eine Weile.
KLIENTIN: Ja. Ja. Ein Kind habe ich. Und mein Mann hat auch eins. Er hat einen Sohn, ich habe eine Tochter.
BERATERIN: Und vorher haben Sie mit Ihrer Tochter in wilder WG gelebt. Ohne Kerl. Und Sie sind wunderbar zurechtgekommen.
KLIENTIN: Ja.
BERATERIN: Es lagen halt überall Sachen rum, aber das ist egal. Und jetzt haben Sie einen Mann, der ordentlicher ist als Sie. Das ist selten.
KLIENTIN: Ich hab dem aber gesagt – ich wollte nicht bei ihm einziehen – ich hab dem gesagt: »Klaus, ich bin chaotisch!«

Beraterin: Genau. Also hat er recht.
Klientin: Er hat gesagt: »Kein Problem, Schatz!«
Beraterin: Das sagen sie immer vorher.
Klientin: Und heute sagt er: »Ich wusste nicht, wie schlimm das ist!«
Beraterin: Der hat sich so einen Alt-Hippie da reingesetzt in seine Bude, und da liegen jetzt überall die Klamotten in der Gegend rum und Ihre Tochter – die wohnt nicht bei Ihnen, oder?
Klientin: Nee.
Beraterin: Wie alt ist sie?
Klientin: 22.
Beraterin: Die ist auch so ein Chaot wie Sie.
Klientin: Nee. Die ist schlimmer.
Beraterin (von den Socken): Schlimmer???? Das heißt, Sie haben es genetisch weitergegeben.
Klientin: Aber ich bin ja gar nicht mehr chaotisch.
Beraterin: Jetzt hat er Sie ja im Griff. Aber Sie wären es wieder. Und das weiß er. Deswegen muss er es Ihnen jeden Tag sagen. Sonst sind Sie verloren. Und das wird schlimmer im Alter, so ein Verhalten. Wie alt wollen Sie werden?
Klientin: 87.
Beraterin: Überlegen Sie sich mal, wie Sie mit 87 sind, wenn er Sie nicht in die Bahnen lenkt, wo Sie hingehören. Sie kommen nicht mehr aus Ihrem Zimmer heraus.

(Klientin lacht laut.)

Beraterin (spielt den Mann): »Schatz, wo bist du?« – »Moment, ich muss mich erst durchwühlen!«
Klientin: So schlimm bin ich nicht.
Beraterin: Jetzt noch nicht. Aber mit 87. Wie gesagt: Solche Verhaltensweisen werden stärker im Alter. Die Hysterie übrigens auch.
Klientin: Ja, deshalb wollte ich das ja auch bearbeiten. Ich habe nämlich keinen Bock, so eine hysterische, blöde Alte zu werden.
Beraterin: Das ist schon zu spät.

(Klientin lacht.)

Beraterin: Mit 46 ist alles vorbei.
Klientin: Ich hab ja die Hoffnung, dass das nicht zu spät ist. Deshalb sitze ich ja hier.

BERATERIN: Keine Chance. Das ist genetisch programmiert. Genauso wie Ihr Chaotenleben.

KLIENTIN: Das habe ich von meinem Vater. Ich weiß.

BERATERIN: Wir finden jetzt einen Sündenbock. Ihr Vater ist schuld am Chaos …

KLIENTIN: Neee. An meiner Hysterie.

BERATERIN: Und Ihre Mutter ist schuld am Chaos.

KLIENTIN: Ja.

BERATERIN: Mein Gott, was haben Sie für Eltern?

(Klientin lacht.)

BERATERIN: Warum haben Sie sich diese Eltern ausgesucht?

KLIENTIN: Meine Mutter ist nicht chaotisch.

BERATERIN: Ist sie ordentlich?

KLIENTIN: Die sind beide ordentlich. Das bin wirklich nur ich. Ich bin diese kreative Künstlerin bei uns in der Familie.

BERATERIN: Sie haben als Gegenzug zu Ihren ordentlichen, spießigen, langweiligen, konservativen Eltern, die ein bisschen hysterisch sind, haben Sie jetzt … Sie werden jetzt spätpubertär. Und das wird immer schlimmer.

KLIENTIN: Spätpubertär.

BERATERIN: Sie müssen ein bisschen kreativ und chaotisch sein im Vergleich zu diesen Langweilern, die Sie gezeugt haben.

KLIENTIN: Die haben auch schon immer versucht, das zu unterdrücken bei mir.

BERATERIN: Eben. Sag ich doch. Und jetzt haben Sie sich einen Mann gesucht, der wie Ihre Eltern ist. »Julia! Räum auf!« Und Sie werden hysterisch und schreien: »Oooooh!!!!! Ich ruf jetzt meine Tochter an.«

(Klientin lacht.)

BERATERIN (hysterisch): »Ich kaaaannnnn soooo nicht arbeiten!!!!!«

KLIENTIN: Ich ruf jetzt meinen Papa an!

BERATERIN: »Papa!!!!« Oh Gott. Wenn der auch so ist … Sie rufen dann Ihren hysterischen Papa an. Und der sagt laut: »Ich versteh dich, Julia!!!!«

KLIENTIN: Nee. Der sagt »Stell dich nicht so an!«

BERATERIN (verblüfft): Der sagt »Stell dich nicht so an?«

BERATERIN: Aber der sagt das bestimmt ganz hysterisch.

KLIENTIN: Nee.
BERATERIN: Nein? Der bleibt dann ruhig? Je hysterischer Sie werden, desto ruhiger wird Ihr Papa. Das finde ich gut.
KLIENTIN: Bei dem bin ich ja nicht. Ich bin das nur bei meinem Mann. Hysterisch.
BERATERIN: Denken Sie mal darüber nach ... Ich finde das cool. Der bringt so richtig diese Energie da rein.
KLIENTIN: Ich glaube, mir würde auch was fehlen, wenn ich darauf nicht mehr anspringen würde.

(Pause)

KLIENTIN: Es wäre mein größter Wunsch, dass mich das echt nicht mehr tangiert.
BERATERIN: Vergessen Sie es. Mit 46 können Sie das nicht mehr ändern. Mit 46 sind Sie zu alt. Manche sind mit 20 schon abgeschlossen in ihrer Entwicklung. Manche schon mit 5. Wie wollen Sie mit 46 in irgendeiner Form Ihre Hysterie noch verändern? Das ist naiv. Vergessen Sie es. Sie sind, wie Sie sind! Er muss Sie nehmen, wie Sie sind, so chaotisch, wie Sie sind, und so hysterisch, wie Sie sind. Sonst müssen Sie ihn entsorgen und sich einen anderen suchen.
KLIENTIN: Das wäre ja einfach.
BERATERIN: Ja. Eben.
KLIENTIN: Das will ich ja gar nicht. (lacht)
BERATERIN: Sie wollen das Leben nicht einfach haben. Sehr clever.
KLIENTIN (total angespannt und gestresst): Ich müsste einfach nur entspannt sein.
BERATERIN (ahmt ihre Gestressheit nach und sagt verkrampft): »Ich möchte einfach nur entspannt sein.«
KLIENTIN (lacht laut): Ja, genau. Genau so.
BERATERIN (ahmt weiter nach und schnauft laut und getresst): »Ich mach jetzt einfach Yoga!«
KLIENTIN: Ja.
BERATERIN: Machen Sie Yoga?
KLIENTIN: Ja, klar. (lacht laut)
BERATERIN: Sag ich doch. Ich sehe Sie so zu Hause sitzen (laut schnaufend): »Schaaaaatz! Ich mach jetzt Yoga!!!!! Ich bin schon totaaaaal ruhig!!!!!!!!« (schnauf, schnauf!)

(Klientin lacht sich tot.)

BERATERIN: »Ich mach den Sonnengruß!!!!! Zehnmal!!!!!!!«

KLIENTIN: Hilft nicht wirklich … (schmunzelt). Wäre ja schön, wenn ich mal in Ruhe Yoga machen könnte. Der macht Beschäftigungstherapie mit mir …

BERATERIN (ahmt den Mann nach): »Schatz, räum die Yogamatte weg! Jetzt!«

KLIENTIN: Jetzt mal ernsthaft. Ich sag ihm, dass ich in die Sauna fahre. Dann bekomme ich von dem eine WhatsApp, was ich alles machen soll. Dann antworte ich, dass ich doch hier nicht in einer Beschäftigungstherapie bin, sondern gesagt habe, dass ich in der Sauna bin.

BERATERIN: Natürlich sind Sie in Beschäftigungstherapie.

KLIENTIN: Da könnte ich durch den Hörer hüpfen.

BERATERIN: Und danach haben Sie Versöhnungssex.

KLIENTIN (lacht): Hmmm. Ja.

BERATERIN: Der macht das mit Absicht.

(Klientin lacht laut auf.)

BERATERIN: Der macht Sie damit geil. Der bringt Sie so richtig auf die Palme, weil er weiß, dass er dann mal wieder richtig zum Zug kommt. Ich meine, nach sechs Jahren. Ich bitte dich. Da wird das ja auch ein bisschen weniger. Der braucht das halt öfter. Jetzt wissen wir es. Daran liegt es.

KLIENTIN: Nee. Daran liegt es nicht.

BERATERIN: Deswegen reizt der Sie bis aufs Messer.

KLIENTIN: Neee.

BERATERIN: In der Sauna kommt von ihm »Kannst du das noch mitbringen?« Und Sie: »Aaaah! Ich komme!!!! Ich bin schon nackt! Hier ist es heiß!«

(Klientin lacht.)

BERATERIN: Entspannung kommt für Sie nicht infrage.

KLIENTIN: Neee. Für *den* nicht!

BERATERIN: Für Sie auch nicht.

KLIENTIN: Doch. Doch. Ich nehm mir das dann einfach. Ich mach das.

BERATERIN: Sie entspannen sich dann in der Sauna und denken die ganze Zeit: »Jetzt ruft er gleich an!«

KLIENTIN: Ich bin dann eben nicht mehr entspannt, weil ich die ganze Zeit in Gedanken bei ihm und seinen Aufgaben für mich bin.

BERATERIN: Das macht der klasse. Der will, dass Sie immer an ihn denken.

KLIENTIN: Ich glaube, dass der das extra macht. Ja.

BERATERIN: Der sagt sich: »Wenn sie mal zwei Stunden nicht an mich denkt und sich entspannt, dann verlässt die mich. Ich muss sie in Bewegung halten, weil ich so eine Frau nicht noch mal kriege.«

KLIENTIN: Das denke ich tatsächlich manchmal, weil ich bin die dritte Frau von dem.

BERATERIN: Eben. Jetzt will er mal eine festhalten. Der setzt alles ein. Der hat einen Plan. Er sitzt wahrscheinlich nachts in seinem Bett und hat so Bücher unter seinem Bett. Da liest er nach: »Wie kann ich sie jetzt wieder beschäftigen?« Was macht der eigentlich beruflich? Macht der das, was du machst? So Psychozeug? Du bist doch so eine, die sich mit Psychozeug beschäftigt, oder?

KLIENTIN (lachend): Ja, ich bin so ein Psycho. Der hat eine Autowerkstatt und einen Reifenhandel.

BERATERIN: Das ist ein richtiger Kerl.

KLIENTIN: Ja, das ist ein richtiger Kerl (lacht).

BERATERIN: Der ist wahrscheinlich auch tätowiert.

KLIENTIN: Neee.

BERATERIN: Aber der ist so »Julchen!!!!« (macht den Mann nach und bewegt sich wie ein Gorilla, der sich dabei auf die Brust schlägt)

KLIENTIN: Der ist eher so ein Rocker.

BERATERIN: Genau. Hat keinen Vokuhila ...

KLIENTIN: Neee, Harley, aber nicht tätowiert.

BERATERIN: Der weiß genau, wo er Sie packen muss. Wenn Sie verstehen, was ich meine. Da können Sie wieder so richtig Weibchen sein. Vorher hatten Sie vermutlich so Typen, die Langweiler waren.

KLIENTIN: Stimmt. Eine Frau sein kann ich da.

BERATERIN: Genau. Das konnten Sie vorher nicht.

KLIENTIN: Neee.

BERATERIN: Wie ist der Vater Ihrer Tochter? Der ist sicher ein Weichei.

KLIENTIN: Total. Das ist der Hammer. Den habe ich kennengelernt, da war ich 16. Mit dem war ich 22 Jahre zusammen.

BERATERIN: Ach du Scheiße!! Der hat alles gemacht, was Sie wollten.

KLIENTIN: Neee. Auch nicht. Aber so ein Weichei war der. Der war alles andere als männlich. Der konnte noch nicht mal ein Bild aufhängen.

BERATERIN: Und der jetzt, der kann Motorräder und Autos reparieren.

KLIENTIN: Der kann alles.

BERATERIN: Der ist fettverschmiert und packt Sie. Was für ein Kerl.

KLIENTIN: Der wäscht sich die Hände im Waschbecken, dann nimmer er das Handtuch und geht mit dem Handtuch durchs Waschbecken und macht das trocken, damit da keine Kalkflecken drin sind.

BERATERIN: Der perfekte Mann.

KLIENTIN: Nee.

BERATERIN: Der ist ein Macho und kann gleichzeitig putzen.

KLIENTIN: Ja. Genau.

BERATERIN: Das ist super.

KLIENTIN: Das ist meiner.

BERATERIN: Ist doch klasse. Was ist das Problem?

(Klientin lacht laut.)

KLIENTIN: Das Problem ist, dass der mir den ganzen Tag sagt, was ich zu tun und was ich zu lassen habe. Ich will meine Ruhe.

BERATERIN: Nee. Das geht nicht. Sie müssen einen Tod sterben. Der will Ihr Bestes.

KLIENTIN: Das will der wirklich.

BERATERIN: Der möchte nicht, dass Sie im Alter als Messie sterben. Genau. In verfaulten Apfelbutzen und Hippiekleiderfetzen. Lesen Sie?

KLIENTIN: Das macht den auch wahnsinnig. Meine ganzen Bücher machen den wahnsinnig.

BERATERIN: Sie sind akademisch. Er repariert Autos.

KLIENTIN: Ja.

BERATERIN: Der muss einen Gegenpol setzen. Er putzt dafür.

(Klientin lacht laut.)

KLIENTIN: Lesen tut der nicht.

BERATERIN: Eben. Das stört Sie wahrscheinlich auch.

KLIENTIN: Nö. Das ist mir egal. Ist ja dem sein Ding.

BERATERIN: Ist dem sein Hirn.
KLIENTIN: Ja.
BERATERIN: Sie haben lieber die Fähigkeit, sich aufzuregen. Ich finde das klasse.
KLIENTIN: Der regt sich nie auf.
BERATERIN: Eben. Das ist dem völlig egal, ob Sie hysterisch werden oder nicht.
KLIENTIN: Das interessiert den nicht die Bohne.
BERATERIN: Der nimmt Sie dann einfach und vögelt Sie ordentlich und dann ist gut.

(Klientin lacht schallend und klatscht in die Hände.)

KLIENTIN: Das hab ich so noch nie gesehen! (lacht wieder)
BERATERIN: Ist der jünger oder älter als Sie?
KLIENTIN: Der ist älter.
BERATERIN: Ein erfahrener, älterer Mechaniker. Ich finde das klasse. Ich finde es super, was Sie sich da geholt haben.
KLIENTIN (lacht): Ich habe gar nicht gewusst, was für einen super Typen ich da habe.
BERATERIN: Wo haben Sie den denn gefunden? Sind Sie in die Autowerkstatt marschiert nach dem Weichei und haben gesagt: »Dich will ich!«?
KLIENTIN: Nee. Den hab ich kennengelernt Silvester. Wir sind verkuppelt worden.
BERATERIN: Die Freundin oder der Freund, der verkuppelt hat, wusste genau: »Die Beiden passen zusammen!« Sie machen sich ein bisschen das Leben zur Hölle, aber egal. Der Sex ist gut.
KLIENTIN: Ja. (lacht)
BERATERIN: Das reicht doch. Sie können selber lesen. Sie müssen ja nicht mit ihm über Kant diskutieren. Und aufräumen tut er.
KLIENTIN: Und wie kann ich das jetzt mit der Hysterie sein lassen?
BERATERIN: Gar nicht. Vergessen Sie es. Da sind Sie doch schon zu alt. Das haben wir doch schon festgestellt. Und außerdem ist es ein genetischer Defekt. Den haben Sie von Ihrem Vater geerbt. Der lässt sich nicht abstellen. Und das Chaos haben Sie nicht von Ihrer Mutter, sondern wahrscheinlich genetisch von Ihrer Großmutter mitgenommen.
KLIENTIN: Ja, das stimmt. Das könnte sein.
BERATERIN: Die sind wahrscheinlich als Messies gestorben …

KLIENTIN (lacht): Nee.
BERATERIN (erstaunt): Es gab keine Messies? Sie sind die Einzige?
KLIENTIN: Ich bin auch kein Messie.
BERATERIN: Noch nicht.
KLIENTIN: Ich bin nur …
BERATERIN: … unordentlich und chaotisch.
KLIENTIN (wird total aktiv und vehement): Ich bin halt so ein Typ. Ich ziehe meine Klamotten aus, wenn ich heimkomme oder abends, wenn ich mich ausziehe und dann bleiben die überall liegen.
BERATERIN: Dann bleiben die da liegen. Wie bei Kindern.
KLIENTIN: Und wenn ich dann morgens aufstehe nehme ich die wieder mit.
BERATERIN: Genau. Und Ihr Mann kriegt einen Vogel. Das ist wie mit kleinen Kindern.
KLIENTIN: Das ist ja nicht im ganzen Haus. Das ist ja nur im Schlafzimmer. Oder im Badezimmer. Wo auch immer.
BERATERIN: Das wächst so raus. Erst ist es im Schlafzimmer …
KLIENTIN: Ich glaube, ich bin bei uns der Typ, und er ist die Frau.
BERATERIN: Wahrscheinlich. Das ist umgedreht. Aber dann würde das mit dem »Packen« nicht mehr passen. Sie sind doch ein Weibchen. Ein Chaosweibchen.
KLIENTIN: Er räumt ja den ganzen Kladderadatsch weg. Macht er ja auch. Macht er wirklich.
BERATERIN: Was ist dann das Problem? Werden Sie einfach nicht mehr hysterisch.
KLIENTIN: Ich hab ja kein Problem mit meinem Mann. Ich hab nur die Hysterie.
BERATERIN: Eben. Lassen Sie es halt einfach.
KLIENTIN: Und das ist nur, wenn der mir Dinge sagt, die ich tun oder lassen soll.
BERATERIN: Sagen Sie ihm genau, was er sagen soll, damit Sie nicht mehr hysterisch werden. Sagen Sie ihm, wie er es formulieren muss, dass es besser ist. Geben Sie ihm eine Liste. Sagen Sie: »Schatz, wenn du es so formulierst, werde ich hysterisch. Du musst es anders formulieren, dann kann ich gelassen bleiben.« Geben Sie ihm so ein Lehrbuch, einen 10-Punkte-Plan, wie er mit Ihnen umgehen muss. Geben Sie ihm genaue Anweisungen, und immer, wenn er ansetzt, dann sagen Sie ihm, wie er es anders machen muss.

KLIENTIN: Das wird nicht funktionieren. Das macht der nicht.
BERATERIN: Wie, das macht der nicht???
KLIENTIN: Das macht der nicht.
BERATERIN: Tja. Dann müssen Sie ihn doch verlassen. Nehmen Sie einen, der stumm ist, der auch Chaot ist oder ...
KLIENTIN (lacht): Ich tausch den nicht aus.
BERATERIN: Warum nicht? Der ist doch so unmöglich. Der ist ein perfektionistischer Putztyp.
KLIENTIN: Vielleicht bin ich unmöglich. Könnte ja auch sein.
BERATERIN: Dass Sie unmöglich sind, das wissen wir eh. Aber der ist auch unmöglich. Sie sind beide unmöglich. Sie haben einen perfektionistischen Putzteufel zu Hause. Macht der auch mit den Wattestäbchen die Ritzen von den Fliesen sauber?
KLIENTIN: Neee. Aber an seinem Motorrad macht der das.
BERATERIN: Männer und ihre Maschinen.
KLIENTIN: Die wird abgestellt und dann wird sie poliert. Bei uns ist alles poliert. Ich habe drei Hunde. Man kann bei uns vom Boden essen. Echt.
BERATERIN: Ist doch super! Der putzt Ihre Sachen weg. Sie lassen es fallen und er kriecht hinter Ihnen her und putzt das alles weg.
KLIENTIN: Neee. So ist das nicht.
BERATERIN: Sie können da ein Spiel draus machen.
KLIENTIN: So schlimm ist es auch nicht. (lacht)
KLIENTIN: Wir sind hier jetzt völlig weg von meiner Hysterie.
BERATERIN: Doof. Die werden Sie nicht los, diese blöde Hysterie.
KLIENTIN: Ich bin jetzt irritiert.
BERATERIN: Gut.

(Der Zeitnehmer beendet das Gespräch.)

Direktes Feedback der Klientin:
»Ich habe gemerkt, was ich für einen coolen Mann habe. Es ist total lächerlich, was ich so mache. Ich kam aus dem Kopf raus. Ich kam durch das Tempo gar nicht dazu, meine Gedanken zu sortieren, weil das so schnell geht.«

Feedback der Klientin einen Tag später:
»Ich habe meinem Mann die Sitzung abends vorgespielt (Anmerkung: wir nehmen die Sitzungen immer auf einen USB-

Stick auf und geben sie den Klienten mit). Er hat schallend gelacht und sie gleich unseren Freunden vorgespielt, die abends vorbeikamen. Die haben auch laut gelacht.«

Die Klientin kam ein paar Wochen später ins nächste Seminar und hat erzählt, dass ihr durch diese Sitzung einiges klar geworden ist. Ihre Hysterie ist deutlich weniger geworden, und sie kann viel entspannter damit umgehen, wenn sie sich doch mal aufregt.

8.2 Fallbeispiel aus der Supervision (Noni Höfner)

»Mein Klient übt Druck auf mich aus, und ich werde handlungsunfähig«

Dieses Beispiel illustriert eine Therapeutenfalle, die den Beratern häufig von Klienten gestellt wird: Der Klient bürdet dem Berater die ganze Verantwortung für das eigene Scheitern auf und übt damit sehr effizient Druck aus.

Im folgenden Gespräch gibt Noni Höfner dem supervidierten Kollegen mehr Recht, als diesem lieb ist. Sie kitzelt sein Selbstbild als Therapeut, indem sie ihm Unfähigkeit unterstellt und übertreibt maßlos die Einschätzung, die der Kollege von seinem eigenen Klienten hat. Der Kollege lacht viel, beginnt zu sortieren und Druck von sich zu nehmen.

Der Klient ist ein rundlicher Mann von Mitte fünfzig mit einer sehr freundlichen Ausstrahlung und einer Aura von Kompetenz.

BERATERIN: Robert, du grinst wie ein zufriedener Buddha! Du kannst doch eigentlich gar kein Problem haben! Du sagst, du hast ein Problem mit irgendeinem Klienten. Das muss ja ein Vollpfosten sein, der Typ!

(Klient murmelt was.)

BERATERIN: Ein toller Typ??
KLIENT: Also, der Klient heißt Markus, ein dicker Typ …
BERATERIN: … und gegen den siehst du magersüchtig aus!

KLIENT: Ja, gegen den sehe ich magersüchtig aus. Und der kam zu uns zur Ausbildung ins Institut, und das war so ein Typ, der glaubt nix. Also, das kann alles gar nicht funktionieren und so … und nach ein paar Sitzungen …

BERATERIN: Also du hast Einzelsitzungen mit dem gemacht?

KLIENT: Nee.

BERATERIN: … in der Gruppe …

KLIENT: Ja, nach ein paar Sitzungen, da machte er mit, er tanzte – bei uns wird viel getanzt, sich bewegt – und kam so völlig aus sich raus. Und je mehr wir mit ihm arbeiteten, desto mehr öffnete er sich und erzählte, dass er … also, ich sag mal so ein paar Beispiele: Er sieht immer nur dunkel. Er kann nichts. Er taugt nichts.

BERATERIN: Ja, ja.

KLIENT: Niemand hat ihn lieb, und …

BERATERIN (legt ihm die Hand beschwörend auf den Unterarm): Weißt du, was dann der Klassiker ist. Was du dann sagst, wenn er sagt »Keiner liebt mich« und »Ich kann nix« und »Nix gelingt mir« und »Niemand mag mich« …? Dann sagst du: »Aus gutem Grund!« Wenn du das sagst, bist du schon einen Schritt weiter.

KLIENT: Ich habe alles probiert.

BERATERIN: Das ist einer, wo du alles probiert hast, und du kommst nicht weiter.

KLIENT: Genau! Darauf will ich hinaus. Ich komme mit dem nicht weiter, und der sagt so Sachen wie »Ich glaube, es ist eine ganz dunkle Seite in mir« …

BERATERIN: Ja!

KLIENT: … »Ich glaube, es hat alles gar keinen Sinn!« Und dann tanzt er wieder und macht alles mit und …

BERATERIN: Hey, der hat dich voll im Griff! Der ist viel besser als du!

KLIENT: Ja, der ist richtig gut!

BERATERIN: Er hat dich im Griff, aber du ihn nicht. Hehe. Wobei du sonst natürlich nie erlebst, dass du jemanden nicht zu fassen kriegst. Wie lange machst du den Job jetzt schon? 20 Jahre?

KLIENT: Nee, so lange jetzt auch nicht. 10 Jahre …

BERATERIN: 10, 12 Jahre professionelle Erfahrung, und dann kommt da so ein dahergelaufener Fettsack und hebelt dich aus! Das geht nicht! Also: Du bist der Experte, du bist der, der alle knackt, und jetzt kommst du an deine Grenzen. Du kennst ja das Peter-Prinzip!

KLIENT (lacht): Ja, du sagst es!

BERATERIN: Also, irgendwann muss immer einer auftauchen, den du nicht knacken kannst.

KLIENT: Mhm.

BERATERIN: Selbst du …

KLIENT: Ich würde ihn so gerne …

BERATERIN: Du würdest ihn so gerne knacken, das ist mir völlig klar.

KLIENT: Nicht knacken!

BERATERIN: Na, was denn sonst?

KLIENT: Ich sag dir jetzt mal was ganz Pathetisches. Also ich meine das wirklich! Der möchte so gerne ein Buch schreiben, und der hat auch das Zeug dazu!

BERATERIN: Genau! Und es liegt an dir, ob er es wirklich schreibt oder nicht.

KLIENT: Ja …

BERATERIN (mit Nachdruck): Jawohl!!!

KLIENT: Nein … (lacht)

BERATERIN: Du hast die komplette Verantwortung dafür, dass der dieses Buch schreibt! Wenn du jetzt nicht wirklich gut bist – oder gut wirst, denn noch verkackst du es ja komplett –, wenn du jetzt nicht richtig gut wirst, dann bist du schuld, wenn dieses Meisterwerk, die zweite Bibel dieser Welt, nicht geschrieben wird. Dass diese absolute Kreativität das Klo runtergeht, weil du versagt hast! Das muss ja eine Last sein, die du da auf deiner Schulter trägst!

(Klient lacht.)

BERATERIN: Ja, genau! Das ist ja furchtbar!

KLIENT: Das stellt sich ein bisschen anders dar. Also, das ist eine Last, das stimmt, aber die würde ich so nicht beschreiben.

BERATERIN: Nee? Wie würdest du sie denn beschreiben?

KLIENT (seufzt): Ach, Mann!!! Dieser Mann hat einen …

BERATERIN: Apropos, ist der älter oder jünger als du? Wie alt bist denn du?

KLIENT: Ich bin 55 und ich schätze, der ist so Ende 40.

BERATERIN: Okay.

KLIENT: Also, dieser Mann hat, das weiß ich ganz genau, einen Riesen-Schöpferraum …

BERATERIN (beeindruckt): Wahnsinn!
KLIENT: ... den man öffnen müsste!
BERATERIN: Mann, du hast einen zweiten Einstein da, oder einen zweiten Thomas Mann in deiner Gruppe, und du hast – du hättest, wenn du was taugen würdest – den Schlüssel, das zu öffnen!
KLIENT: Nein, *er* hat ihn, aber den hat er verlegt.
BERATERIN: Eben, und *du* musst ihn finden. Weißt du, du bist doch ... das ist doch dein Job, der Welt diesen Mann zugänglich zu machen! Überleg doch mal! Stell dir doch mal vor ... der ist ja so fett, da wird er ja nicht so alt ... Stell dir mal vor, der stirbt vor der Zeit, und du hast es nicht geschafft ...
KLIENT (lacht): und es ist mir nicht gelungen ... Auweia.
BERATERIN: Ja, auweia! Das ist ja furchtbar! Aber da kann man nichts machen! Finde doch einen Kollegen, der besser ist als du.
KLIENT (lacht): Gibt es nicht!
BERATERIN: Denk doch mal, es gibt doch bestimmt irgendwo auf der Welt so eine Koryphäe, die bereit ist, diese für die Menschheit so unbeschreiblich wichtige Kreativität zu öffnen und der Menschheit zugänglich zu machen. Das ist ja das Problem! Es ist ja so bedauerlich, dass der seine ganzen Ressourcen nicht wirklich ausnützt, wie man so schön sagt.
KLIENT: Nein, bedauerlich ist, dass der ... dass der so unendlich traurig ist – darüber, dass er diesen Schlüssel nicht findet.
BERATERIN: Ja, eben, da wäre ich auch traurig! Aber vielleicht ist da, wenn der das aufschließt ... der denkt, dahinter ist eine Atombombe von Kreativität, und was ist da drin? So ein kleiner Feuerwerkskörper. Blopp! Überraschung!! Es ist sicher gut, dass er den Schlüssel nicht finden kann, weil er immer noch denkt: »Da wartet die Detonation, wenn ich nur den Schlüssel fände!«
KLIENT: Hm ...
BERATERIN: »... aber leider finde ich ihn nicht, blöd gelaufen! Und du, lieber Robert bist auch nicht in der Lage dazu. Also mich kann keiner knacken!« Ist dir noch nie aufgefallen, dass die meisten Klienten beleidigt sind, wenn sie nicht der schwerste Fall sind, den man je gesehen hat?
KLIENT (lacht): Das stimmt!
BERATERIN: Haha, ja, und das ist dein härtester Fall, und das ist für ihn natürlich eine Genugtuung. Das kann er reinschaufeln in

dieses Riesenpotenzial, was da angeblich lauert, ein paar Staubkörnchen, ein kleiner Feuerwerkskörper, blopp!

(Klient lacht.)

BERATERIN: Aber, weißt du (zitiert): »Wenn ich nur den Schlüssel fände, dann würde die Welt sich verändern!« Und du findest ihn auch nicht, also *du* versagst! Nicht der!

BERATERIN (in traurigem Tonfall): Der ist so traurig, dass er den Schlüssel nicht findet! Mein Gott, der arme Kerl!

KLIENT: Ja!!

BERATERIN: Ich bin auch wahnsinnig traurig, dass ich den Schlüssel nicht finde zu dem bahnbrechenden Roman, der sich ungefähr fünf Millionen mal verkauft. Das ist mein Traum!

(Klient kichert.)

BERATERIN: Mhm! Aber ich finde den Schlüssel nicht, so ein Scheiß!

(Klient lacht.)

BERATERIN: Ja ... da habe ich richtig depressive, melancholische Anwandlungen von Zeit zu Zeit. Und vielleicht ...

KLIENT: Das hat der auch! Das hat der auch!

BERATERIN: Aus gutem Grund! Wenn ich dächte, ich hätte so ein Potenzial und komme nicht dran! Mann, wie furchtbar! Vielleicht hat er auch schon so viel in sich reingefressen ...

KLIENT: Ja, das hat er!

BERATERIN: ... dass er deswegen so dick ist.

KLIENT: Ja.

BERATERIN: Der frisst den Frust in sich rein.

KLIENT: Und das macht er auch immer weiter!

BERATERIN: Sehr gut, sehr gut!

KLIENT: Wenn die anderen schon lange fertig sind, dann fängt der noch mal an.

BERATERIN: Dann frisst der noch mal weiter. Ja, irgendwo muss es ja herkommen ... Ich meine, du weißt das sicher auch ... (lacht)

KLIENT (lacht): Ja, ein bisschen.

BERATERIN: Aber mit dem zusammen ... neben dem musst du dich – also bis auf das, dass du versagst und den Schlüssel nicht findest –, musst du dich doch eigentlich ganz gut fühlen neben dem. Du bist weder melancholisch, du bist nicht so fett wie er, du hast nicht die Illusion, du hättest Mordskreativität ... Wie macht der das, dass er andere Leute glauben macht, dass er so wahnsinnig kreativ wäre? Wenn er bloß die Kreativität fände! Irgendwo muss sie sein! Ich bin sicher, sie ist da!

(Pause)

BERATERIN: Wieso fallen die alle auf ihn rein?
KLIENT: Na, der redet sich ja ein, er habe sie nicht! Und gleichzeitig träumt er.
BERATERIN: Ah!!! Der macht das noch viel geschickter!
KLIENT: Hm …
BERATERIN: »Ich bin eigentlich gar nicht kreativ«, aber er bringt dich dazu, dass du denkst: Boah! Mann, Mann! Aber weißt du, es ist im Leben so ungerecht. Ich habe gerade gelesen, dass Schubert mit 31 gestorben ist. Was hätte der noch für eine Musik machen können, wenn er nicht gestorben wäre! Und dein Fettsack, der stirbt wahrscheinlich auch, bevor er das alles in die Wege leitet. Ja! Und dann kannst du depressiv werden, weil *du* hättest es verhindern können.
KLIENT (lacht): Das glaube ich jetzt eher nicht.
BERATERIN: Wie, das glaube ich nicht!?! Wenn du den Schlüssel endlich fändest … Wenn du wirklich ein guter Therapeut wärest, hättest du ihn längst gefunden oder würdest ihn noch finden. Und dann wäre die Welt nicht mehr die gleiche!
KLIENT (grunzt): Hm.
BERATERIN: Ja! Weil das *die* Kreativität auf zwei Beinen ist, nur leider sieht sie keiner. Blöd!
KLIENT: Und er auch nicht.
BERATERIN: Ja! Er schon am allerwenigsten, aber er gibt dir das Gefühl: Die muss da sein! Wie auch in diesem Fettsack irgendwo innen drin ein schlanker, toller, athletischer Körper steckt. Wenn man das Fett alles mal wegließe.
KLIENT (lacht): Zumindest eine leuchtende Seele.
BERATERIN (begeistert): Toll! Oh!
KLIENT: … die völlig verschwindet.
BERATERIN: Super! Mann, wenn das nicht ein Köder ist für einen Therapeuten: Da steckt eine leuchtende – wie hast du gesagt?
KLIENT: Eine leuchtende Seele.
BERATERIN (verträumt): Eine leuchtende Seele, die verschüttet ist! Da kriegst du doch Tränen in den Augen, hm? Mann! Eine leuchtende Seele! Man hat so selten leuchtende Seelen.

KLIENT: Nee, die hat man immer, aber oft ist da eben Staub drauf.

BERATERIN: Ja, genau! Und bei dem ist sie gar nicht zu finden, blöderweise. Hm. Doof, ja ... Aber der hat bestimmt eine leuchtende Seele. Wenn wir sie alle haben, muss der sie ja auch haben. Und noch dazu ist sie angereichert mit *wahnsinnig viel* Kreativität!

KLIENT (lacht): Und Fett!

BERATERIN: Ja, Fett auch!

KLIENT (lacht): Auweia! Was machst du mit mir?

BERATERIN (lacht laut): Ich bin hellauf begeistert von deinem Enthusiasmus für was, was nicht zu finden ist.

(Klient lacht.)

BERATERIN: Aber wenn du dich richtig anstrengst ... du bist jetzt erst – was hast du gesagt? – 55. Wenn du dich wirklich anstrengst, dann hast du gute Karten, dass du vielleicht, wenn du achtzig bist, so kurz davor bist (zeigt mit Daumen und Zeigefinger einen winzigen Spalt an) – aber, nee, da lebt der nicht mehr ... aber in zwanzig Jahren ... du darfst nicht aufgeben, du könntest sooo kurz davor sein, dass du den Schlüssel hast. Und wenn du den nicht findest, guck mal, das kannst du doch nicht auf dich nehmen, was der Menschheit wirklich entgeht!

KLIENT: Ja, ja ...

BERATERIN: Ja, eben!

(längere Pause)

KLIENT: Puh!

BERATERIN: Du bist schuld!

(Klient lacht.)

BERATERIN: Nicht die arme Sau.

KLIENT: Ja.

BERATERIN: Weißt du, wenn du es findest – du kannst ihn erwecken, gewissermaßen! Du kannst das Potenzial zum Glühen und Leuchten und Explodieren bringen! (begeistert) Das kannst du – wenn du ein guter Therapeut wärst. Tja, und leider versagst du! Hm, schade!

KLIENT (lacht): Ja.

(Pause)

KLIENT: Jetzt weiß ich nicht weiter

BERATERIN (lacht): Hihi! Ich bin hellauf begeistert, von diesem melancholischen Fettsack, dass der das schafft, in so einem gestandenen Typen wie dir und wahrscheinlich auch anderen Leuten, das Gefühl zu wecken: »Boah, hat der ein Potenzial!« Weißt du, dass manche Männer das schaffen mit ihren Frauen?

KLIENT: Ja? Wie macht man das?

BERATERIN: Also, du musst tiefschürfend aussehen. Hast du eine Frau?

KLIENT: Ja.

BERATERIN: Wenn die Frau sagt: »Was denkst du?«, dann kriegst du dieses 1000-Meter-Starren, und dann sagst du nach einer langen Pause: »Nichts!« Und dann denkt sie: »Der Robert, der ist so ... oh! – der ist so komplex, tiefschürfend! Der hat Gefühle! Der hat Potenzial! Der hat Kreativität! Das ist viel zu viel, als dass man das in Worte fassen könnte!

KLIENT: Deswegen sagt er »Nichts«.

BERATERIN: Ja! Ja! Deswegen sagt er »Nichts!«. Und nach zehn Jahren oder so stellt sie fest: Der denkt wirklich nichts!

(Klient lacht.)

BERATERIN: Ja! Der ist so oberflächlich wie eine Straßenpfütze! Und dann wird sie sauer.

(Klient lacht.)

BERATERIN: Aber, dieser Mister Fettsack, der schafft es, dass die Leute um ihn rum denken, wenn er sagt: »Ich glaube nicht, dass ich Potenzial habe«, dass die alle denken: Boah! Da lauert die Kreativität. Das ist die Kreativität auf zwei Beinen! Wenn man sie nur erschließen könnte! Aber der ist zu fett, als dass ihm zu viele Weiber hinterherlaufen. Aber stell dir mal vor, wenn der seinen Waschbrettkörper drunter hätte ...

KLIENT: Mhm ...

BERATERIN: Du, ich sag dir, der würde reihenweise die Weiber flachlegen.

KLIENT (lacht): Das glaube ich auch!

BERATERIN: Ja, siehste! Und dich legt er jetzt halt so flach.

KLIENT: Mhm. Ach ja, du meinst, weil er das bei den Weibern nicht schafft ...

BERATERIN: Der schafft das ja wahrscheinlich bei allen, die bei ihm in der Gruppe sind. Die alle denken, oh, dem müssen wir helfen. Oh Mann, der ist gut, der ist richtig gut! Geil!

KLIENT: Mhm.

BERATERIN: Ich bewundere Leute, die das schaffen, indem sie sich selber so bescheiden darstellen – »Ich bin so stolz auf meine Bescheidenheit und Demut!« Hihi!

KLIENT: Das ist er.

BERATERIN: Ja! Ja! Der Satz »Ich bin so stolz auf meine Demut!« – der gefällt mir, der Satz!

KLIENT: Das setzt er sehr in den Vordergrund, die Bescheidenheit, die Demut, und nichts für sich beanspruchen.

BERATERIN: Toll! Toll! Und die nehmen ihm das alle ab.

KLIENT: Mhm.

BERATERIN: Wow! Das finde ich genial! Der Mann ist richtig gut! (mit Überzeugung): Also, *du* bist ihm jedenfalls *nicht* gewachsen! Das haben wir jetzt schon mal festgestellt.

KLIENT: Das haben wir schon mal festgestellt.

BERATERIN: Und die anderen in der Gruppe wahrscheinlich auch nicht. Und vermutlich zieht der von Ausbildung zu Ausbildung und hat immer wieder ein Auditorium, was denkt: »Oh, der Mann, da steckt was drin!« Keiner sieht es je oder findet es …

KLIENT (lacht): Ja!

BERATERIN: Jetzt ist er schon ein halbes Jahrhundert alt, und noch niemand hat es entdeckt. Ha! Das ist so verborgen, das ist ein geheimer Schatz. Du brauchst nur das – wie heißt es bei Ali Baba und die 40 Räuber, was müssen die sagen vor der Höhle?

KLIENT: Simsalabim.

BERATERIN: Simsalabim! Du findest das Simsalabim nicht! (begeistert): Dann geht es auf, und die Schatzkammer öffnet sich, und: Aaaahhh!

KLIENT: Aaaahhh! Schön wäre das!

BERATERIN: Schön wäre das, genau. Wahrscheinlich brauchst du jemanden, bei dem du denkst, »der ist wirklich kreativ!« – im Gegensatz zu dir!

(Klient und Beraterin lachen.)

Der Kollege sagte in der Nachbesprechung auf die Frage nach seinen Gefühlen, dass es mit Hilflosigkeit begann und er dachte: »Was soll ich jetzt sagen?« Aber diese Hilflosigkeit war schnell weg, und er fühlte sich angenommen und entspannt. Zwar provoziert und geärgert, aber gleichzeitig »geliebt, im übertragenen Sinne«, wie er sagte. »Also, ich fühle mich gut!«, war seine abschließende Bemerkung.

Lange danach schickte er mir auf meine Nachfrage eine Mail mit folgendem Inhalt:

»Die provokative Intervention hat dazu geführt, dass ich mein professionelles Handeln diesem Klienten gegenüber neu reflektiert habe. Was ich erkennen musste, war, dass ich in diesem Fall gegen einen professionellen Standard verstoßen hatte, den ich selbst postuliere: nicht ins System des Klienten einzusteigen. Das habe ich flott korrigiert. Der Klient hat auch heute noch kein Buch geschrieben …«

8.3 Fallbeispiel 1 aus der Therapie (Frank Farrelly)

»Ich kann nicht ›Nein!‹ sagen«

Dieses Beispiel stammt aus einem Workshop von 2008 (Farrelly 2008b). Der Workshop wurde komplett aufgezeichnet und von den Teilnehmern zur Veröffentlichung freigegeben. Die Aufzeichnung dieses Falles bietet die seltene Chance, sich das therapeutische Gespräch auch auf Video anzuschauen, was es noch anschaulicher macht als ein übersetztes Transkript.[50]

Der Klient, um die vierzig, ist ein Familienvater von 4 Kindern. Das Beispiel zeigt sehr deutlich, wie Frank Farrelly sich Satz für Satz vorarbeitet und frei assoziiert, was ihm im Moment dazu einfällt. Das Ergebnis sind zahlreiche Bilder und Geschichten, die den Klienten überraschen und emotional berühren.

50 Die Videoaufzeichnung dieses Fallbeispiels (in englischer Sprache) findet sich auf der Seite www.carl-auer.de/einfuhrung-in-den-provokativen-ansatz

FARRELLY: Ihr Name ist David?

KLIENT: Ja.

FARRELLY fasst die Hände des Klienten an und sagt: Und Sie haben schwitzende Hände und ein komisches Gefühl, haben Sie gesagt.

KLIENT: Ja.

FARRELLY: Es wird noch merkwürdiger werden. Was ist das Problem?

KLIENT: Es ist eigentlich ganz einfach.

FARRELLY: Sie sehen sehr besorgt aus. Wenn es so einfach ist, warum sehen Sie dann so besorgt aus?

KLIENT: Weil ich gestern im Workshop gemerkt habe, was da passieren kann.

FARRELLY: Ich war sehr nett gestern zu den Klienten. Heute habe ich gedacht, dass wir es richtig krachen lassen.

KLIENT (lacht): Na großartig.

FARRELLY: Also, was ist dieses einfache Problem, das Ihnen so viel Sorgen macht?

KLIENT: Ich kann nicht »Nein« sagen, wenn Leute zu mir kommen und meine Hilfe möchten.

FARRELLY: So war Jesus auch. Vielleicht sind Sie einfach ein wirklicher Jünger von Jesus. Ein spirituell fortgeschrittener Mann, der sein Sein einfach ausschüttet zum Wohl anderer Leute.

KLIENT: Kann gut sein.

FARRELLY: Oder vielleicht sind Sie einfach nur ein Schlappschwanz mit kleinen Eiern in der Größe von Luftgewehrkugeln, der nicht »Nein« sagen kann.

KLIENT: Ich habe vier Kinder. Das spricht dagegen.

FARRELLY (missversteht absichtlich): Sie meinen, Sie können »Nein« zu Ihren Kindern sagen?

KLIENT: Nein.

FARRELLY: Haben Sie eine Frau?

KLIENT: Ja.

FARRELLY: Oder ist sie mit jemand anderem weggerannt?

KLIENT: Nein.

FARRELLY: Sie ist immer noch da? Vielleicht sind Sie Ihr Traum. Vielleicht sagt sie, dass Sie die Liebe ihres Lebens sind. Sie hat endlich einen Mann gefunden, der nicht »Nein« sagen kann. Ganz egal, was sie von Ihnen verlangt. Frauen lieben das. Es gibt ein Lied in dem Film »Oklahoma«, ein Mädchen singt es.

Sie singt: »Ich bin ein Mädchen, das nicht nein sagen kann.« Der beste feuchte Traum eines jeden Mannes. Wissen Sie, was ich meine?

KLIENT (lächelt): Ich glaube schon. Ja.

FARRELLY: Wenn jemand sagt: »David, Hilfe!!!!«, dann helfen Sie automatisch.

KLIENT: Ja.

FARRELLY: Das ist gut. Es gibt so viele selbstsüchtige Vollidioten, die rumlaufen und immer »Nein! Nein!« sagen. Deren zweiter Vorname ist »Nein!«. Haben Sie solche schon mal gesehen?

(Klient zögert ...)

FARRELLY: Sagen Sie: »Ja!«

(Klient nickt mit dem Kopf.)

FARRELLY: Nicht jeder ist wie Sie, um Gottes willen.

KLIENT (lacht): Ja.

FARRELLY: Haben Sie manchmal gedacht »Ich wünschte, ich könnte so leicht nein sagen wie Helmut!«?

KLIENT: Wer ist Helmut?

FARRELLY: Wer auch immer. Wenn Ihnen Heinrich besser gefällt, dann nehmen Sie Heinrich.

KLIENT (lacht): Ja.

FARRELLY: Diese Helmuts und Heinrichs können »Nein!« sagen und Sie, Sie müssen »Ja!«sagen. Das ist Ausgeglichenheit. Gleichgewicht. Es gibt viel mehr Menschen, die »Nein!« sagen können, während es relativ wenige gibt, die automatisch »Ja!« sagen. Sie sind also so eine Art nationale Ressource. Sind Sie in Deutschland geboren?

KLIENT: Ja.

FARRELLY: Sind Ihre Eltern aus Deutschland? Sie sehen wie jemand aus, der auch woanders herkommen könnte (Anmerkung. Der Klient ist ein gut aussehender Mann mit ziemlich dunkler Haut und dunklen Haaren).

KLIENT (lacht): Ich bin ein Zigeuner.

FARRELLY: Vielleicht haben Ihre Eltern Sie aus einem Zigeunerwagen geraubt.

KLIENT: Nein.

FARRELLY: Sind Ihre Eltern auch so Typen, die nicht Nein sagen?

KLIENT: Meinen Vater kenne ich nicht.

FARRELLY: Vom Winde verweht?
KLIENT: Ich habe ihn nie kennengelernt.
FARRELLY: Vielleicht hat er einen Blick auf Sie geworfen und gesagt: »Ich hau ab!« – »Das ist nicht mein Kind.« Vermutlich hat er das gedacht. »Er sieht aus wie ein Zigeuner. Ich gehe lieber nach Bremerhaven.«
KLIENT (schmunzelt): Er ist schon tot seit 1976.
FARRELLY: Er ist drüben und schaut von dort zu Ihnen hin und sagt: »Ich bin gerade noch rechtzeitig abgehauen.« Nicht jeder Vater ist stolz auf seinen Sohn. Wenn Sie überhaupt sein Sohn sind. Es gibt eine berühmte Frau, die hat Studien zu diesem Thema durchgeführt. Margaret Mead. Sie sagte: »Vaterschaft ist immer nur eine Möglichkeit.« Wenn die Leute mich fragen: »Wie viele Kinder haben Sie?«, sage ich: »Ich habe vier ... glaube ich.« Meine Frau ist auf mich losgegangen, als ich das gesagt habe.

(Klient schmunzelt.)

FARRELLY: Vielleicht ist Teil der himmlischen Freude Ihres Vaters, dass er sich nicht um dieses Kind kümmern musste (zeigt dabei auf den Klienten).
KLIENT: Das hat das Waisenhaus gemacht.
FARRELLY: Also Ihre Mutter und Ihr Vater haben Sie in ein Waisenhaus gesteckt?
KLIENT: Nein. Ich bin weggenommen worden.
FARRELLY: Warum?
KLIENT: Weiß ich nicht.
FARRELLY: Vielleicht hat Sie Ihre Mutter an die Perversen in den Straßen verschachert?

(Klient schweigt und denkt nach.)

FARRELLY: Die Behörden haben also erklärt, dass Ihre Mutter unfähig als Mutter ist.
KLIENT: Wahrscheinlich.
FARRELLY: Aus welchen Gründen?
KLIENT: Sie hat damals einen Selbstmordversuch gemacht mit mir in der Schwangerschaft.
FARRELLY: Also gleich zwei auf einmal ... Da haben die von der Behörde gedacht: »Bring das Kind nicht auch noch um. Wir nehmen es weg.«
KLIENT: Sie haben sie auf der Straße gefunden.

FARRELLY: Es war gut, dass sie versucht hat, sich in der Öffentlichkeit umzubringen, weil die Leute über sie gestolpert sind. »Was ist denn hier? Hier liegt ein Körper?«

KLIENT: Ich bin zum Leben bestimmt.

FARRELLY: Das ist *eine* Art, darauf zu gucken. Es gibt noch eine andere Sichtweise. Vielleicht war es nicht vorgesehen, dass Sie leben. Aber Ihre Mutter war einfach unfähig.

KLIENT: Unfähig sich umzubringen?

FARRELLY: Ja. Sie konnte es nicht richtig erledigen.

KLIENT: Kann sein.

FARRELLY: Viele Selbstmorde klappen nicht. Frauen versuchen häufiger, sich umzubringen, als Männer. Der erfolgreiche Selbstmord ist bei Frauen nicht so häufig wie bei Männern. Männer hängen sich auf oder blasen sich das Hirn weg mit einer Pistole oder was auch immer. Frauen dagegen nehmen einen Haufen Pillen oder irgend so was. Und jemand findet sie dann, stolpert über sie auf der Straße. »Verdammt noch mal. Ist das diese selbstmörderische Frau, die wir letzten Monat schon gesehen haben?« Manche Leute werden richtig sauer über Leute, die Selbstmorde versuchen. Ärzte und die Leute in den Notaufnahmen. Sie denken: »Die schon wieder!!!« Das sagen sie natürlich nicht laut. Sie sagen es zu ihren Kollegen. »Die schon wieder …«

KLIENT: Ich weiß nichts über das Leben meiner Mutter.

FARRELLY: Es gab eine psychiatrische Patientin. Sie hat dies geschluckt und das geschluckt und hat sich aufgeschlitzt an verschiedenen Stellen ihres Körpers … nie die Brüste. Die schneiden diese Frauen irgendwie nicht an. Jedenfalls in Amerika machen sie das nicht … In Amerika kann eine Frau verrückter sein als ein Käfer, aber sie schneidet sich nicht die Brüste auf. Brüste sind eine Art geheiligtes Nationalsymbol.

KLIENT: Das hat meine Mutter auch nicht gemacht.

FARRELLY: Sehen Sie. Sie muss Amerikanerin gewesen sein. Oder zumindest … Wollte sie nach Amerika kommen, um dort Selbstmord zu begehen? Es ist ein guter Ort, um Selbstmord zu begehen. Viele Leute tun es dort. Besonders zwischen Weihnachten und Neujahr. Das ist die Hauptsaison für Selbstmorde.

KLIENT: Sie lebt immer noch.

FARRELLY: Sie lebt noch? Wie oft hat sie versucht, sich umzubringen?

KLIENT: 12-mal.

FARRELLY: 12-mal? Das ist eine operationale Definition von Unfähigkeit.

KLIENT (nickt): Ich konnte es ungefähr 6-mal verhindern.

FARRELLY: *Sie* konnten das? Wie?

KLIENT: Ich habe es gespürt und bin hingefahren.

FARRELLY: Und haben sie gefunden, wie sie ihre letzte Pille runter gegurgelt hat (macht gurgelnde Geräusche) und die Polizei angerufen und die Ärzte. »Meine Mutter hat versucht, sich umzubringen.« – »Ja, wir wissen, wo das ist. Sie brauchen uns keine Wegbeschreibung zu geben. Wir kennen den Weg von den letzten Malen.« Waren Sie jemals gelangweilt davon, Ihrer Mutter zu helfen, wenn sie sich mal wieder versucht hat umzubringen?

KLIENT: Ja.

FARRELLY: Viele Familien sind irgendwann gelangweilt. Sie sagen dann: »Bring dich um. Aber verdammt noch mal, mach es oder lass es sein!« Die werden richtig sauer. Die Notärzte, die Polizei, wer auch immer ... Die denken: »Verdammt noch mal! Diese Irren! Warum müssen wir uns mit diesem Scheiß rumschlagen!?«

KLIENT: So habe ich mich das letzte Mal verabschiedet von ihr.

FARRELLY: Da wurde mal so ein Mädchen an mich überwiesen von einem Psychiater, und er sagte: »Frank, ich bin einfach ausgebrannt. Sie hat dieses und jenes gesagt.« Sie hatte 24 Selbstmordversuche hinter sich. Richtige. Nicht bloß so Gesten. Der Psychiater sagte: »Ich weiß nicht, was ich mit der noch anstellen soll.« Und er fragte mich: »Bist du dir sicher, dass du mit ihr arbeiten kannst?« Ich sagte: »Klar. Bring den Körper rein. Solange er warm ist, kann man Therapie machen.« Verstehen Sie, was ich meine?

(Klient guckt und nickt leicht.)

FARRELLY: Diese Klientin hatte irgendwie eine ganz ekelhafte Erkältung. Sie hat deswegen ihre Stunde verpasst. Das war ungewöhnlich. Sie kam sonst immer. Sie rief an und sagte, dass sie nicht kommen kann. Sie kam dann eine Woche später. Da war sie wieder so gut wie gesund. Sie sagte: »Ich habe das ganze Wochenende mit Ihnen im Bett verbracht!« Ich sagte: »Was?« Sie sagte: »Mit diesen ganzen Tonaufnahmen, die Sie von den Stunden gemacht und mir mitgegeben haben. Ich habe die ganze

Zeit Ihre Stimme gehört … während ich eingeschlafen bin, wenn ich aufgewacht bin. Immer waren Sie da.«

(Pause)

FARRELLY: Was für ein Fall! Ist Ihre Mutter noch hier oder da oben oder da unten?
KLIENT: Sie lebt noch.
FARRELLY: Auf der Erde?
KLIENT: Ja.
FARRELLY: Erstaunlich. Hat sie jetzt aufgehört mit den Selbstmordversuchen?
KLIENT: Ja.
FARRELLY: Warum?
KLIENT: Sie hat einen neuen Mann gefunden und den geheiratet.
FARRELLY: Mist. Sie könnte so kurz davor gewesen sein, sich endlich erfolgreich umzubringen. Haben Sie ihr das gesagt?
KLIENT: So nicht.
FARRELLY: Sie sagen: »Wenn du beim ersten Mal keinen Erfolg hast, versuche es immer wieder!«
KLIENT: Das habe ich ihr nicht gesagt.
FARRELLY: Ihr Ehemann, dieser arme Wurm, stellt er jetzt das Selbstmordrettungsteam oder was?
KLIENT: Es ist nicht mehr vorgekommen seitdem.
FARRELLY: Wirklich? Ich weiß nicht, was der zwischen seinen Beinen hat. Das muss wirklich was Tolles sein. Lebensinjektionen oder so was?
KLIENT: Er hat Prostatakrebs.
FARRELLY: Prostatakrebs. Vielleicht ist das der Grund. »Mach dir keine Sorgen. Ich gebe dir einen Prostatakrebs mit meinem magischen Ding. Mit meinem Zauberstab.« Frauen können keinen Prostatakrebs kriegen. Und kein Mann ist je gefunden worden mit einem Gebärmutterproblem. Denken Sie mal darüber nach. Das ist so eine Art Hoffnungsschimmer. Sie brauchen sich keine Sorgen machen über Gebärmutterprobleme.

(Pause)

FARRELLY: Was ist also das Problem? Sie können nicht »Nein!« sagen. Ihre Mutter hat jetzt einen anderen Mann gefunden, der nicht »Nein!« sagen kann.

KLIENT: Der sagt sehr viel »Nein!«

FARRELLY: Das macht der? Merkt er, dass sie das in den Selbstmord treiben könnte?

KLIENT: Der geht das Risiko ein.

FARRELLY: Manche Kerle können wirklich ein riskantes Leben leben. »Bevor du Selbstmord begehst, bring mir ein Bier!« Ich hatte eine Patientin, und ihre Familie ist durch die ganze Stadt gerast, um rauszufinden, wo sie sich versteckt hat. Die hatten ein Bild und sind rumgelaufen und haben alle gefragt: »Habt ihr diese Frau gesehen? Sie ist sehr selbstmordgefährdet.« In den Motels haben sie es den Nachtportiers gezeigt. »Ja, sie ist in Raum 12a. Holt sie besser raus, weil sie es vielleicht dort gerade versucht.« So war es dann tatsächlich. Keiner will solche in der Nähe haben.

KLIENT: Ich nehme es schon ernst, weil meine Schwester auch Selbstmord begangen hat. Sie war erfolgreich damit. Mit 17.

FARRELLY: Wie hat sie es gemacht? Mit Pillen?

KLIENT: Mit Autoabgasen. Es war ein Doppelselbstmord.

FARRELLY: Mit ihrem Freund?

KLIENT: Ja.

FARRELLY: Manometer. »Was möchtest du am Samstagabend machen bei unserem Date?« – »Lass uns Selbstmord begehen.«

KLIENT (lacht): … gemeinsam …

FARRELLY: Das ist wunderbar. Romeo und Julia oder so was.

(Klient lacht.)

FARRELLY: Hatten sie ein Doppelbegräbnis oder sind sie separat begraben worden?

KLIENT: Getrennt.

FARRELLY: Nebeneinander auf dem Friedhof oder ganz weit auseinander?

KLIENT: Weit auseinander. Auf zwei verschiedenen Friedhöfen.

FARRELLY: Eltern! So sind sie …

KLIENT: Gegen den Willen der beiden.

FARRELLY (zitiert): »Die kleine Schlampe und der Bastard haben sich umgebracht, und es ist so peinlich. Voller Scham. Und hat Geld gekostet. Also legt sie auf verschiedene Friedhöfe!« In katholischen Friedhöfen kann man überhaupt nicht begraben werden, wenn man Selbstmord begangen hat. Die müssen einen dann zu den protestantischen Ketzern legen.

KLIENT: Doch. Das ging.
FARRELLY: Ist sie auf einem katholischen Friedhof begraben worden?
KLIENT: Ja.
FARRELLY: Heutzutage wird Gnade so billig vergeben. Wir vergeben einfach alles. Standards sind runtergesetzt worden in den letzten Jahrzehnten. Haben Sie jemals an Selbstmord gedacht? Das klingt so, als würde das in Ihrer Familie liegen.
KLIENT: Ja.
FARRELLY: Wie würden Sie es machen?
KLIENT: Ich habe es nie versucht.
FARRELLY: Aber wie würden Sie es tun, wenn Sie es tun würden? Denken Sie mal darüber nach.
KLIENT (zuckt mit den Schultern): Vielleicht mit dem Auto.
FARRELLY: Sie lassen den Motor laufen und blasen dem Auto einen durch den Auspuff?
KLIENT: So ungefähr. Ich mache es nicht, weil ich Kinder habe.
FARRELLY: Das ist ein Problem. Diese Kinder. Sie kommen wirklich dem Spaß der Eltern in die Quere.
KLIENT: Sie sind mein Lebenssinn.
FARRELLY: Sie geben Ihrem Leben eine Bedeutung?
KLIENT: Ja.
FARRELLY: Sie sind ja wirklich hoffnungslos.

(Der Zeitnehmer beendet das Gespräch.)

FARRELLY: Hatten Sie Gefühle in dem Gespräch?
KLIENT: Sie haben zahlreiche Punkte getroffen, die mich bewegen. Ich habe mich trotzdem total wohlgefühlt. Komisch, oder? Und ich habe immer noch feuchte Hände.
FARRELLY: Sie könnten Regenmacher werden.

(Klient lacht.)

FARRELLY: Weitere Reaktionen, Gefühle?
KLIENT: Die Angst ist weg.
FARRELLY: Das wollte ich nicht …
KLIENT (lacht): Mit einem Hammer.

(Beide lachen. Der Klient wirkt sehr entspannt und gelöst.)

8.4 Fallbeispiel 2 aus der Therapie (Frank Farrelly)

»Mein Freund hat mich verlassen«

Die Klientin ist eine junge Frau von 34 mit einem Beziehungsproblem.

Frank Farrelly mischt hier viele der von uns beschriebenen Werkzeuge: Er spricht das aus, was die Klientin seiner Vermutung nach denkt. Er zieht den Esel am Schwanz. Er globalisiert und benutzt Stereotype. Er zeigt der Klientin auf indirekte Weise sehr deutlich, dass sie die Regeln bestimmen möchte. Da er auch im Nachgespräch nochmals in die Therapie einsteigt, haben wir die Sitzung komplett wiedergegeben.

FARRELLY: Wie ist Ihr Name?
KLIENTIN: Paula.
FARRELLY: Paula! Paula! Aah, schön! Ja, und was ist Ihr Problem? Irgend so ein lächerliches Problemchen? Oh Gott.
KLIENTIN: Es ist eins der normalsten Probleme, die man im Leben haben kann. Und das habe ich jetzt eben.
FARRELLY: Verstopfung!?
KLIENTIN: Nein.
FARRELLY: Das ist ein ganz normales Problem, glaube ich.
KLIENTIN: Das ist wahr. Nein, ich habe seit 8 Jahren eine Beziehung, und mein Freund hat mich vor 4 Wochen verlassen, und das wollte ich nicht.
FARRELLY: Er hat Sie für eine Jüngere verlassen?
KLIENTIN: Nein, das glaube ich nicht.
FARRELLY: Oder für einen Jüngeren?

(Gelächter)

FARRELLY: Wie alt sind Sie?
KLIENTIN: 34.
FARRELLY: Vierunddreißig!? Ehrlich?
KLIENTIN: Ehrlich.
FARRELLY: Sie sehen älter aus!
KLIENTIN: Ich weiß.
FARRELLY: Nun, sagen wir mal, Sie sehen reif aus. Wie alt ist er?

KLIENTIN: Heute 39.
FARRELLY: Oh, Alles Gute zum Geburtstag für ihn!

(Gelächter)

FARRELLY fängt an, zu singen: Zum Geburtstag viel Pech, zum Geburtstag viel Pech, zum Geburtstag, du alter Mistkerl, zum Geburtstag viel Pech … Man sagt, dass es viele Beweise für ein Leben nach dem Tod gibt. Gibt es auch ein Leben nach Heinrich, armes Paula-Püppchen?
KLIENTIN: Das weiß ich noch nicht.
FARRELLY: Vielleicht war das Ihre einzige Chance. Und von jetzt an wird das Leben an Ihnen vorbeiziehen. Glauben Sie nicht?
KLIENTIN: Nein, das glaube ich nicht.
FARRELLY: Warten Sie die nächste Woche ab.
KLIENTIN: Ich denke darüber nach, was ich von meinem Leben erwarte.
FARRELLY: Was Sie erwarten?
KLIENTIN: Ich glaube, ich habe eine Entscheidung getroffen, oder ich hoffe, dass ich eine getroffen habe!
FARRELLY: Was Sie da möchten, ist völlig falsch gedacht. Eine verlassene Frau, die einen lebenslangen Begleiter möchte, muss denken: Was möchte *er*. Ich werde *ihm* alles geben, Ich werde alles für *ihn* tun. Damit vergrößert sie die Chance, einen Mann zu bekommen, der von einer anderen Frau zurückgewiesen wurde, oder einen Trinker, ein Muttersöhnchen, einen Kerl, der schon total gebrochen ist. Es gibt immer übriggebliebene Männer da draußen, aus denen man wählen kann.
KLIENTIN: Vielleicht, aber dann würde ich mich entscheiden, mein restliches Leben alleine zu leben.
FARRELLY: Warum? Viele Frauen in Ihrer Situation sagen: »Na ja, er gibt nicht viel her, aber er gehört mir.« Immerhin haben sie dann jemanden im Haus. Sie wissen schon, jemanden, auf den man sauer werden kann, jemanden, mit dem man streiten kann, oder den man gezielt ignorieren kann. Es gibt einer Frau Struktur in ihrem Alltag.
KLIENTIN: Genau. Es ist wahr. Im Moment weiß ich tatsächlich nicht, mit wem ich streiten soll.
FARRELLY: Jawohl. Es gibt Piranha-Junggesellen und Muttersöhnchen und Von-anderen-Frauen-Zurückgewiesene. Sie können

anfangen, kleine Zettelchen auf Frauentoiletten zu verteilen mit Sätzen wie: »Wenn Sie ihn nicht mehr wollen, melden Sie sich bei Paula! Meine Telefonnummer: …«

KLIENTIN: Dann hätte ich die Bude voll.

FARRELLY: Genau. Sie würden Schlange stehen und fragen: »Sind Sie Paula?« – »Ja, aber die Schlange geht in die andere Richtung. Die Verlierer-Schlange.« Andere Frauen tun das. Ich habe viele Frauen darin beraten, wie sie einen neuen Mann finden! Mein irischer Vater hat immer gesagt: »Für jede Frau gibt es einen verrückten Mann!« Das hat er wirklich gesagt.

KLIENTIN: Das könnte wahr sein, aber im Moment suche ich gar nicht nach einem anderen Mann.

FARRELLY: Nein, Sie brauchen ein bisschen Zeit, sich von Heinrich zu erholen. Genau. Aber Sie achten schon auf Frauen und Männer, die Arm in Arm herumlaufen. Oder ist Ihr Kinn so tief in Ihrer Brust vergraben, dass Sie nicht einmal aufblicken und diese ganzen Paare sehen, die Hand in Hand die Straße des Lebens entlanglaufen?

KLIENTIN: Meine Gefühle verändern sich mehrfach am Tag im Moment, von total schlecht drauf bis ... die ganze Zeit.

FARRELLY: Ja, o. k. Sie sind gerade ein Jo-Jo. Rauf und runter, rauf und runter …

KLIENTIN: Ich lebe gerade ein Jo-Jo-Leben.

FARRELLY: Ja, ja.

KLIENTIN: So ist es.

FARRELLY: Nun, vielleicht im nächsten … wie alt sind Sie noch mal? Dreißig …

KLIENTIN: … vierunddreißig!

FARRELLY: Oh, vielleicht werden Sie sich im Alter von 44 stabilisieren. Sie können sich dann einen ganz jungen Mann suchen, der eine reife Frau braucht. Viele reife Frauen machen das. Rauben Sie ihn aus einer Wiege, entführen Sie einen kleinen Jungen. Oder das Gegenteil: Sie hängen vor Altenheimen herum und versuchen, einen älteren, aber reichen Witwer zu bekommen, der vielleicht nur noch drei bis sechs Monate zu leben hat. Frauen machen so was.

KLIENTIN: Dann komme ich in zehn Jahren noch mal zu Ihnen!

FARRELLY: Ja, mit 44. Sie können sich diese Aufnahme anhören: »Frank hat 2003 zu mir gesagt, ich werde jemanden finden!«

Natürlich werden Sie zu diesem Zeitpunkt ganz zufrieden mit ihrem Single-Leben sein. Sie werden eine Menge schlechte Angewohnheiten haben, auf die kein Mann Lust hat. Sind Sie sehr ordentlich oder total chaotisch und unordentlich? Können Sie das gar nicht genau sagen?

KLIENTIN: Manchmal ...

FARRELLY: Manchmal ordentlich, aber die meiste Zeit herrscht bei Ihnen Chaos. Ein Messie. Aber es ist sauber! Das ist es, was viele faule Hausfrauen sagen. Sind Sie ein guter Koch?

KLIENTIN: Ich glaube schon!

FARRELLY: Oder finden Sie es schwierig, Wasser zu kochen, ohne, dass es anbrennt?

KLIENTIN: Meistens nicht.

FARRELLY: Meistens nicht. Hat Ihr Freund Heinrich Ihr Essen gegessen?

KLIENTIN: Meistens hat er mit mir zusammen gekocht.

FARRELLY: Aha, er hat Ihren Kochkünsten nicht vertraut! Das ist es, was viele Männer machen. Sie kochen mit einer Frau, und in Wahrheit kontrollieren sie sie und sagen zu ihr: »So doch nicht!« Männer denken, sie sind geborene Aufpasser für eine Frau. War er so ein Kontrolletti?

KLIENTIN: Nein, ich glaube, ich war der Kontrolletti!

FARRELLY: *Sie* waren der Kontrolletti?

KLIENTIN: Manchmal ja.

(Farrelly pfeift bewundernd.)

FARRELLY: In was?

KLIENTIN: Mhhh?

FARRELLY: Lassen Sie sich Zeit. Das ist eine schwere Frage!

KLIENTIN: Vielleicht habe ich ihn ein paar Mal zu viel darauf hingewiesen, wie er seine Gefühle zeigen soll!

FARRELLY: Oh Gott. Frauen müssen das tun. Denn wenn ein Mann weiß, wie er seine Gefühle ausdrücken soll, dann wollen ihn alle Frauen. Sie nehmen ihn weg. (Farrelly fängt an zu assoziieren, was ihm dazu einfällt) ... Ja, es gibt einen Mann in Norddeutschland, der herausgefunden hat, wie er seine Gefühle ausdrücken kann ... Und ich hatte eine junge Frau in Therapie, die den Mann korrigierte und ihn dazu gebracht hat, seine Gefühle auszudrücken. Er lernte ein paar Haushaltsaufgaben zu erledigen und *Bang*!!! Eine andere Frau kam und schnappte ihn weg. Sechs Mal ist das passiert. Sie hat sie alle aufgepeppt.

KLIENTIN: Aber das ist schon passiert!

FARRELLY: Das ist Ihnen passiert?

KLIENTIN: Ja, er besuchte einen Workshop in Gestalttherapie in den Osterferien, und dann kam er zurück und hatte diese großartige Idee, dass wir uns besser trennen sollten, und er brachte eine Freundin mit, keine neue Beziehung, einfach eine Freundin.

FARRELLY: Das hat er gesagt. Der Lügner! Oder?

KLIENTIN: Ja.

FARRELLY: Männer erzählen Frauen Lügen wie: »Bleib bei mir, mein Schatz, du wirst jetzt Diamanten tragen und in Seide furzen!« Sie sagen solche Sachen. Sie belügen die Frauen einfach.

KLIENTIN: So einen Mann hatte ich noch nie.

FARRELLY: Sie hatten noch nie einen Mann, der Ihnen Dinge versprochen hat? Sie mögen so was nicht, Sie trauen dem nicht, Sie vertrauen keinen Männerversprechungen! Gut. Sie sind Realistin. Natürlich liegen Sie da falsch, aber Sie sind realistisch. Eine Frau hat die Wahl, entweder mit einem Mann zusammen zu sein, der ein Lügner ist, oder Realistin, die verlassen wird und alleine ist. Sie haben die Wahl! Stimmen Sie zu?

KLIENTIN: Ja.

FARRELLY: Habe ich recht oder habe ich recht? Haha.

KLIENTIN: In diesem Fall haben Sie recht.

FARRELLY: Ja, warten Sie auf den nächsten Fall. Es ist ein Albtraum. Wie viele Fälle hatten Sie schon? Wir wollen heutzutage für alles Zahlen sehen. Zählen Sie nach: »Wie viele Fälle hatten Sie, Paula?« Jeden einzelnen.

KLIENTIN: Was für Fälle meinen Sie?

FARRELLY: Oh! Männer!

KLIENTIN: Männer?

FARRELLY: Ja.

KLIENTIN: Das ist mein Geheimnis.

FARRELLY: Mein Geheimnis! »Ich weiß es und Sie müssen es rausfinden!«

KLIENTIN: So habe ich das nicht gesagt!

FARRELLY: Ja, Sie haben mir schon gesagt, dass es eine beschämend hohe Zahl ist. 5, 10, 15, 20, 25, 30. Wie viele?

KLIENTIN: Ich habe noch nicht »Stopp!« gesagt!
FARRELLY: 50 oder 100?

(Paula lacht.)

FARRELLY: Genug, dass Sie etwas über Männer gelernt haben sollten.
KLIENTIN: Das ist wahr.
FARRELLY: Was wissen Sie über das Sich-Kümmern und Füttern eines Mannes?
KLIENTIN: Sie könnten mir Tipps geben.
FARRELLY: Das könnte ich. Wenn Sie mir sagen, wie viele Männer Sie hatten. Kommen Sie schon, Paula. Schauen Sie sich an, Sie können kein Omelette machen, ohne die Eier zu zerbrechen! Also wissen Sie, Sie wollen etwas ohne Gegenleistung haben. Wenn Sie mir also sagen, wie viele Sie hatten, werde ich Ihnen ein paar wirklich heiße Tipps geben. Wie viele? Wissen Sie, wie viele?
KLIENTIN: Ich verrate es nicht.
FARRELLY: Peinlich, oder? Wusste Ihre Mutter, wie viele?
KLIENTIN: Ich glaube nicht.
FARRELLY: Ich hoffe nicht!
KLIENTIN: Mütter sind in dieser Angelegenheit nicht sehr hilfreich.
FARRELLY: Stimmt, sie würde es nicht verstehen. Sie würde weinen oder anfangen zu schreien, wissen Sie, sie würde durchdrehen. Lebt Ihr Vater noch?
KLIENTIN: Ich glaube schon. Ja.
FARRELLY: Hat er sich von Ihrer Mutter scheiden lassen?
KLIENTIN: Nein.
FARRELLY: Lebt er mit ihr?
KLIENTIN: Ja. Tut er. Aber ich finde das komisch.
FARRELLY: Wird er auch gehen? Ist es das, was Sie meinen?
KLIENTIN: Nein, ich glaube, für ihn ist es zu spät.
FARRELLY: Zu spät, um zu gehen?
KLIENTIN: Ja.
FARRELLY: Er könnte nicht existieren und leben ohne Ihre Mutti?
KLIENTIN: Vielleicht brauchen sie sich gegenseitig.
FARRELLY: Zwei schiefe Türme von Pisa.
KLIENTIN: Genau.
FARRELLY: Das ist der Grund, warum so viele Paare Halb-Hirne sind. Sie denken, wenn sie ihre Gehirne zusammensetzen, hätten

sie ein ganzes Hirn. Ihre Mutter hat sich *noch* nicht scheiden lassen. Sind Sie mit Heinrich verheiratet?

KLIENTIN: Nein, aber ich bin geschieden.

FARRELLY: Sie sind geschieden?

KLIENTIN: Ich bin geschieden.

FARRELLY: Wie oft geschieden?

KLIENTIN: Einmal.

FARRELLY: Nur einmal?

KLIENTIN: Ja, nur einmal.

FARRELLY: Na ja, Scheidungen sind wie Oliven in Gläsern. Nachdem man die erste herausgenommen hat, kommt der Rest herausgepurzelt.

KLIENTIN: Aber nach meiner ersten Scheidung war ich sicher, dass ich nicht noch mal heiraten würde.

FARRELLY: Ja, Sie haben also mit Heinrich 8 Jahre in Sünde gelebt! Sehr schlau.

KLIENTIN: Ja!

FARRELLY: Nein, ist es nicht. Er hat Sie fallengelassen. Das ist auch eine Art Scheidung ... Sagen Sie »Ja«!

KLIENTIN: Wenn es Ihnen hilft: »Ja!«

FARRELLY: Oh, Sie versuchen schon wieder, klug zu sein. Es ist eine Art Scheidung. 8 Jahre haben Sie in diesen Mann investiert. Und dann hat er Ihnen das angetan! Ihr Vertrauen in Männer wird immer geringer, geringer, geringer ...! Sagen Sie »Ja«! Kommen Sie schon!

KLIENTIN: Ich weiß es nicht.

FARRELLY: Ach herrje! Das nennt man Widerstand, unbesiegbare Ignoranz. Sie wollen mir sagen, dass Sie immer noch Hoffnung auf eine Beziehung mit irgendeinem Mann haben? Nach zwei Scheidungen? Manche Frauen lernen nie, realistisch zu sein. Sie hoffen und hoffen und hoffen. Hoffen Sie schon wieder?

(Paula lacht.)

KLIENTIN: Ich habe die Hoffnung nie aufgegeben.

FARRELLY: Nie aufgegeben?

(Farrelly pfeift.)

FARRELLY: Sie sind ein Immer-wieder-Hoffer. Oh Gott, nun, es gibt eine Menge idiotischer Männer da draußen, die sich auf eine

Frau wie Sie verlassen. Das tun sie. Sie wissen schon, da gibt es Piranhas, Muttersöhnchen und diejenigen, die innerlich gebrochen sind und welche, die von anderen Frauen verlassen wurden. Warum um Gottes willen wollen Sie einen weiteren Mann in Ihrem Leben haben?

KLIENTIN: Ich denke auch darüber nach, es mal mit Frauen zu versuchen. Das ist auch eine Möglichkeit.

FARRELLY: Ja, gute Idee. Und dann sagt sie: »Heute nicht. Ich habe heute Kopfschmerzen.« Und Sie sagen: »Oh ja, ich auch!«

KLIENTIN: Das ist nicht mein größtes Problem!

FARRELLY: Nun, nicht Ihres. Frauen werden wunderbar sein, wenn Sie eine Seelenverwandte als Liebhaberin gefunden haben …

KLIENTIN: Ich würde einen Seelenliebhaber bevorzugen.

FARRELLY: Was ist das?

KLIENTIN: Ein männlicher Seelenverwandter als Liebhaber!

FARRELLY: Lieber einen Seelenliebhaber als eine Seelenliebhaberin. Nun, was sind Sie? So eine kriminelle Heterosexuelle oder was?

KLIENTIN: Das weiß ich noch nicht!

FARRELLY: Nun, wie können Sie wissen, dass es Ihnen gefallen könnte, wenn Sie es noch nicht ausprobiert haben? Wenn eine große, ich meine eine wirklich große Frau auftaucht und Sie ihr einen Platz in Ihrem Ess- oder Wohnzimmer anbieten. Und sie würde dann dort für Monate sitzen und sich nicht bewegen und Sie nicht verlassen. Es wäre zu viel Arbeit für sie, aufzustehen und aus dem Haus zu wackeln. Ich rede von jemandem, der bleibt. Die Art, die reinkommt und Wurzeln schlägt, wissen Sie?

KLIENTIN: Ich glaube, ich würde gehen.

FARRELLY: Sie würden gehen? Ok. »Du verlässt mich nicht! Ich werde dich verlassen!«

KLIENTIN: Ja, das ist meine Erfahrung. Es ist das erste Mal, dass mich jemand verlässt. Es war vor Jahren, dass ich meinem Freund sagte: »Vielleicht verlasse ich dich!« Und seit einem Jahr sagt er immer: »Vielleicht ist mir auch danach«, und plötzlich ist es passiert. Und es ist das erste Mal, dass ich mich so fühle.

FARRELLY: Ja, Überraschungen und Trennungen! Vielleicht können Sie einen Mann dazu bringen, sich hoffnungslos in Sie zu verlieben. Und wenn er dann total abhängig von Ihnen ist, dann sagen Sie: »Geh!« – »Was?« »Es hat mich vor ein paar Jahren überrascht, jetzt überrasche ich dich!« Viele Frauen machen das. Eine Art Zurückpinkeln.

KLIENTIN: Ich kenne diese Spiele von vor 10 Jahren, aber ich glaube, ich bin nicht mehr in diesem Stadium. Ich brauche länger. Im Moment probiere ich, in diesem Gefühl zu bleiben, aber es ist sehr schwer für mich, nicht zu sagen: »Ich zahle es dir heim!«

FARRELLY: Sie sind also wirklich versucht zurückzuschlagen, aber Sie wollen nicht. Warum nicht? Eine Menge andere Frauen tun das. Schnappen Sie sich den Bastard!!!

KLIENTIN: Ja, so fühle ich mich, aber das möchte ich nicht tun.

FARRELLY: Na ja, andere Frauen tun es! In Australien sagen die Männer: Wie viele Männer braucht es, um ein feministisches Frauenschlafzimmer zu tapezieren? Die Antwort ist: Nur einen, aber Sie müssen ihn sehr dünn aufschneiden! Es gibt so viele Frauen, die so genervt sind von Männern! Sie schneiden sie in Scheiben und tapezieren damit die Wände.

KLIENTIN: Vielleicht tun die das. Ich habe noch nicht genug gelitten.

FARRELLY: Sie haben noch nicht genug gelitten? Suchen Sie sich ein paar weitere Beziehungen mit Männern, und Sie werden genug gelitten haben!

KLIENTIN: Ich meine, ich hatte genug!

FARRELLY: Ich weiß. Mein Gott! Wie alt sie aussehen … wissen Sie!

(Farrelly pfeift.)

FARRELLY: Wenn es das ist, was Beziehungen mit Männern den Frauen antun, dann ist das ein gutes Argument, um bloß keine Männer mehr in Ihrem Leben haben zu müssen. Meine Forschung mit armen Püppchen zeigt, dass die großartigste Schmerzquelle von Frauen die Männer sind.

KLIENTIN: Ja. Aber sie sollten auf diese Schmerzen antworten.

FARRELLY: Oh, dann sind Sie ein Masochist?

KLIENTIN: Ja.

FARRELLY: Ich bin verletzt, also bin ich.

(Der Zeitnehmer stoppt die Demo.)

FARRELLY: So, Paula, hatten Sie irgendwelche Reaktionen mir gegenüber in dieser Demo?

(Paula denkt nach.)

FARRELLY: Sagen Sie ja!
KLIENTIN: Es war interessant, eine andere Sichtweise einzunehmen. Manchmal fand ich Sie impertinent!
FARRELLY: Impertinent! Oh Gott, es tut mir so leid ... (FARRELLY redet in einem totalen Tiefstatus mit ihr).

(Beide lachen.)

FARRELLY: Impertinent.
KLIENTIN: Sie kennen das Wort!?
FARRELLY: Ich hab es schon mal gehört. Ja.
KLIENTIN: Sie hätten nicht gedacht, dass das mal jemand zu Ihnen sagen könnte?
FARRELLY: Ich war in vielen Situationen, ja, aber ... Was meinen Sie mit »impertinent«?
KLIENTIN: »Sagen Sie es, sagen Sie es, sagen Sie es!«
FARRELLY: Oh ja. Mhh! Und weitere Gefühle mir gegenüber?
KLIENTIN: Ich weiß nicht.
FARRELLY: Warum nicht?

(Paula denkt lange nach.)

KLIENTIN: Ja, ich fand, dass Sie über das Zusammenleben von Männern und Frauen im Allgemeinen gesprochen haben.
FARRELLY: Ja.
KLIENTIN: Es ist schwierig, das genau zu beschreiben. Manchmal fühlte ich eine Distanz zu Ihnen ... und es gab Momente, in denen ich mich offener Ihnen gegenüber gefühlt habe. Aber ich mag es nicht, wenn ich mich so fühle, als würde ich in ein Loch reingehen.
FARRELLY: Ja, nun, ich weiß. Schauen Sie, wie leicht Sie entkommen sind. Als ich sagte »Wie viele?«, sagten Sie: »Nein. Das ist mein Geheimnis!«
KLIENTIN: Aber Sie sind auch ausgewichen. Sie haben mir keine Tipps gegeben!
FARRELLY: Nein, denn ich habe zuerst gefragt!
KLIENTIN: Ah, das habe ich nicht bemerkt! Aber Sie haben mich mit Tipps geködert!
FARRELLY: Oh ja, es gibt definitiv heiße Tipps, wie Frauen einen Mann bekommen können! Keine Frage.
KLIENTIN: Gibt es da Bücher drüber?

FARRELLY: Nein, manche findet man in keinen Büchern. Oder sie sind so schwammig, dass man sie nicht versteht. Sie sind so allgemein, nicht spezifisch. Sie werden in der Praxis benutzt. Ich hätte sie Ihnen sagen können, aber die Zeit ...

KLIENTIN: Aber jetzt könnten Sie mir die Tipps sagen, von Freund zu Freund.

FARRELLY: Könnte ich, wenn Sie mir – von Freund zu Freund – sagen, wie viele es waren!

KLIENTIN: Vergessen Sie's!

FARRELLY: Oh, schon wieder, Sie wollen die Dinge auf Ihre Art haben!

KLIENTIN: Ich mag es mehr auf meine Art. Ja.

FARRELLY: Ja. Ich mag es mehr auf meine Art, und Sie mögen es mehr auf Ihre Art.

KLIENTIN: Ich würde meine Art bevorzugen!

FARRELLY: Nun, Sie würden Ihre Art bevorzugen, aber ich bestehe auf meine Art! Noch irgendwelche anderen Gefühle mir gegenüber, Paula?

KLIENTIN: Nein!

FARRELLY: Lügnerin. Okay.

Literatur

Bandler, R. u. J. Grinder (2013): Neue Wege der Kurzzeit-Therapie (»Frogs into Princes«). Paderborn (Junfermann).

Beck, A. T. (1991): Cognitive Therapy and the Emotional Disorders. München (Penguin).

Berg, M. (2005): Der Provokative Ansatz in der Sozialpädagogischen Beziehungsarbeit. Diplomarbeit für die Fachhochschule Frankfurt am Main.

Bohne, M. (2011): Bitte klopfen. Anleitung zur emotionalen Selbsthilfe. Heidelberg (Carl-Auer), 2. Aufl.

Cordes, C. (2017): Sie lachen das schon! Einführung in die Provokative SystemArbeit mit kommentierten Fallbeispielen. Leipzig (Biblion).

Cordes, C. (2018): Mut zur Improvisation. Ungewöhnliche Tools für Beratung und Coaching. München (K&P), 4. Aufl.

Cordes, C. u. E. N. Höfner (2013a): Wieso gerade ich? Provokatives Coaching als Werkzeug in der Mitarbeiterführung. In: S. Asgodom (Hrsg.): Die besten Ideen für mehr Humor. Offenbach (Gabal), S. 144–155.

Cordes, C. u. E. N. Höfner (2013b): Provokative SystemArbeit (ProSA)®, Provokatives Coaching (ProCo)® und Provokativer Stil (ProSt)®. Handbuch der Schulberatung (Nr. 5).

Cordes, C. u. E. N. Höfner (2017): Das Provokative Coaching (ProCo)®. *Praxis Kommunikation* 4: 26–28.

Cordes, C. u. O. Cordes (2016): Lustvoll Scheitern. *Kundenmagazin BerlinDruck* 39: 44–45.

Ellis, A. u. C. McLaren (2014): Rational-Emotive Verhaltenstherapie. Paderborn (Junfermann).

Farrelly, F. (2008a): Provocative Therapy. Capitola, CA (Metapublication). 10. ed.

Farrelly, F. (2008b): Kompletter Live-Mitschnitt eines Basisworkshops in Provokativer Therapie. München (DIP). Erhältlich über: www.provokativ.com.

Farrelly, F. (2014): Me and God. Episoden aus Frank Farrellys Kindheit. München (K&P).

Farrelly, F. a. A. M. Ludwig (1966): The Code of Chronicity. *Archives of General Psychiatry* 15(6): 562–568.

Farrelly, F. a. A. M. Ludwig (1987): The Weapons of Insanity. *American Journal of Psychotherapy* XXI (4): 737–749.
Frittum, M. (2008): Die soziale Arbeit und ihr Verhältnis zum Humor. Diplomarbeit zur Erreichung des akademischen Grades Magister (FH) für sozialwissenschaftliche Berufe. Wien.
Hofmann, A. (2014): EMDR: Praxishandbuch zur Behandlung traumatisierter Menschen. Stuttgart (Thieme).
Höfner, E. N. (2016a): Der Provokative Stil (ProSt) und die Provokative SystemArbeit (ProSt) oder »Es ist nicht immer Humor, wenn man trotzdem lacht«. In: B. Wild (Hrsg.): Humor in Psychiatrie und Psychotherapie. Stuttgart (Schattauer).
Höfner, E. N. (2016b): Glauben Sie ja nicht, wer Sie sind! Grundlagen und Fallbeispiele des Provokativen Stils. Heidelberg (Carl-Auer), 4. Aufl.
Höfner, E. N. u. S. Neumann (2017): Provokative Therapie. Wie todernst ist Sterben? Humor, Improvisation und Provokation in der Begleitung von Sterbenden. In: D Berthold et al. (Hrsg.): Psychotherapeutische Perspektiven am Lebensende. Göttingen (Vandenhoeck & Ruprecht).
Johnstone, K. (2010): Improvisation und Theater. Berlin (Alexander), 10. Aufl.
Johnstone, K. (2011): Theaterspiele. Berlin (Alexander), 8. Aufl.
Lauer, H. G. (Hrsg.) (2005): Da ist Humor im Spiel. Tuttlingen (Humorcare).
Maslow, A. H. (1981): Motivation und Persönlichkeit. Hamburg (rororo).
Mehrabian, A. (1971): Silent Messages. Belmont, CA (Wadsworth).
Rogers, C. (1983): Die klientenzentrierte Gesprächspsychotherapie. Client-Centered Therapy. Berlin (Fischer).
Schlüter-Bencharif, M. (2008): Provokative Therapie nach Frank Farrelly. Eine Qualitative Wirksamkeitsstudie. Bachelorarbeit an der ZHAW Zürich.
Wartenweiler, F. (2003): Provozieren erwünscht: Aber bitte mit Feingefühl. Paderborn (Junfermann).
Wartenweiler, F. (2006): Zauberspiegel – Spiegelzauber: Spiegeln in der Kommunikation – symmetrisch und antisymmetrisch. Paderborn (Junfermann).
Wells, S. u. D. Lake (2014): Pocket-Guide EFT. Emotionale Freiheit Techniken. Ahlerstedt (Param).
Wills, F. (2014): Kognitive Therapie nach Aaron T. Beck. Paderborn (Junfermann).

Über die Autorinnen

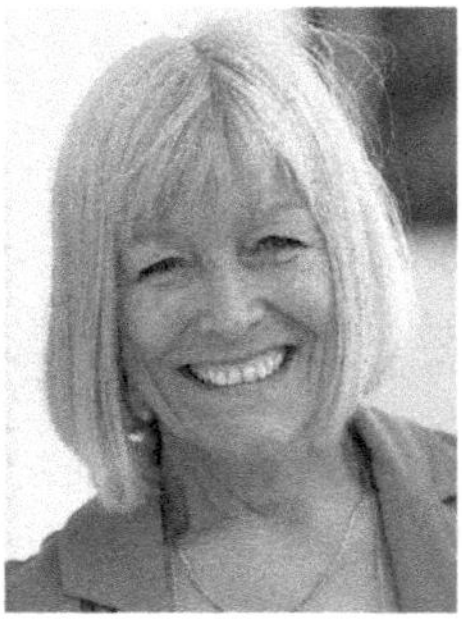

© Jean-Marc Turmes

E. Noni Höfner, Dr. phil., Dipl.-Psych.; Ausbildungen in Provokativer Therapie, Klientzentrierter Therapie, Hypnotherapie, NLP, EMDR, EFT (PET); zertifizierter Humor-Coach (Humorcare); 1988 Gründung und seither Leitung des Deutschen Institutes für Provokative Therapie (DIP); seit 2005 mit dem Beziehungskabarett »Die Kunst der Ehezerrüttung« bei der Münchner Lach- und Schießgesellschaft. Veröffentlichung u. a.: *Glauben Sie ja nicht, wer Sie sind! Grundlagen und Fallbeispiele des Provokativen Stils* (6. Aufl. 2023).

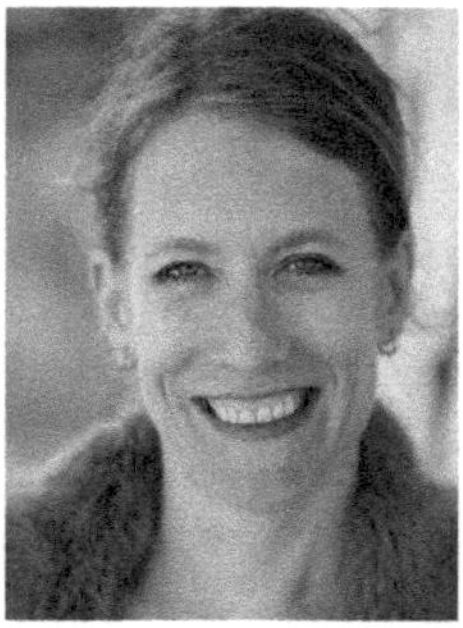

Charlotte Cordes, Dr. phil.; Studium der Kommunikationswissenschaft, Markt- und Werbepsychologie und Amerikanistik (M. A.); gemeinsame Leitung des Deutschen Instituts für Provokative Therapie (DIP) mit ihrer Mutter Dr. Noni Höfner seit 1999. Podcasterin (»Der Provokative Ansatz« auf Spotify und Apple Podcasts), Improspielerin (Impro Goes Loose), Zusatzausbildungen: EMDR, EFT, PEP.

Die Autorinnen sind Mutter und Tochter und leiten gemeinsam das Deutsche Institut für Provokative Therapie (DIP), wo sie Therapeuten, Coachs, Trainern, Ärzten, Mediatoren u. a. den Provokativen Ansatz vermitteln. Beide coachen, supervidieren und beraten auch Einzelklienten, Paare und Familien in ihrer privaten Praxis in München.

Kontakt: *www.provokativ.com*